古茶大樹
KOCHA, Hiroki

臨床精神病理学

精神医学における疾患と診断

日本評論社

はじめに――純粋精神医学の旗手を目指す

患者と相対し、言葉を交わし、その対話から、あるいはその表情や行動から、患者の心を描き出すという日常診療の地道な作業は、今も昔も何ら変わりはない。その営みは、精神病理学なくして成立することはない。臨床精神医学の実践には精神病理学の知識が必要不可欠なのである。昨今、若い精神科医の臨床能力の低下が懸念されているが、その一因に、精神症候学をはじめとする精神病理学の基礎知識の不足（教育不足）があるように思う。

今日の精神医学はエビデンス至上主義に大きく傾き、人の心にはエビデンスではどうにも評価することのできない領域があるという、ごく当たり前の（しかし重要な）事実を忘れかけている。さらには、精神医学領域のエビデンスには、身体医学ひいては自然科学におけるエビデンスとは本質的な違いがあるという事実（カテゴリーの妥当性問題）にも、見て見ぬふりをしてしまっている。そのような括弧つきの「客観性」「実証性」重視の傾向は米国精神医学において顕著だが、構造化面接や評価尺度を重視するあまりに精神科医の態度が非人間的になってしまったという批判や反省が、アレン・フランセスをはじめとする彼の国の重鎮からも相次いで表明されている。日本の精神医学にもその傾向はすでに現れているだろう。

精神科医の臨床能力の低下や非人間化といった問題にしっかりと向き合うためには、どうしたらよいのだろうか。それは基礎的な精神病理学に精通することに尽きるだろう。何か新しいことを始める必要はない、ひとまず伝統的精神医学（それはドイツ精神医学を基礎とする）の思想に立ち返るべきであると主張したい。もちろん伝統的精神医学はオールマイティではない。だからこそ実証主義の波が押し寄せたのだろう。しかし、生物学的志向の強い実証主義的精神医学もまた完全ではなかったのである。われわれは伝統的精神医学の方法論をよく理解し、その限界を踏まえることで、実証主義に偏りすぎた精神医学の軌道修正が可能であると考える。精神医学にはエビデンスを重視すべき領域と、エビデンスでは証明できない領域があることをしっかりと認識することが、今日の精神医学に求められている。

筆者は、精神医学は将来、かつて神経内科学と精神医学とが分離したように、大きな二つの流れに分かれるのではないかと考えている。エビデンス至上主義を貫き、心を脳という臓器の機能・作用としてのみ認識する生物学的精神医学（脳科学的精神医学）と、人の心は千差万別で自然科学の法則には支配されないことを前提とする、いわば純粋精神医学とでも呼ぶべきものの二つの流れである。筆者の考える純粋精神医学とは新たなものではなく、もちろん脳科学を否定するものでもない。脳科学的にみるべきもの（因果的関連）と、そうすべきでないもの（了解的関連）とがあって、両者を使い分けるという立場である。ネオ・ハイデルベルク学派とでもいおうか、伝統的精神医学への回帰を目指すものである。純粋精神医学は以下の認識を堅持する。

・精神障害には疾患的であるものと、疾患的でないものとがあることを前提とする
・精神医学における疾患の定義は、一つは身体医学と共通する存在概念を当て、それが当てはまらない場合には精神医学固有の了解概念（生活発展の意味連続性）に依る

・精神障害の分類体系には疾患単位と類型が混在している
・疾患的である精神障害には、身体的基盤が明らかなもの（器質性・症状性・中毒性精神病）と、身体的基盤が要請されているもの（内因性精神病）とがある
・精神障害の類型は、形而上の水準で提唱されたもので、すべてが形而下にある身体医学の類型とは本質的な違いがある
・精神医学におけるさまざまな類型は、理念型の役割を果たしている
・疾患的ではない精神障害の類型は、社会的な価値と結びついている

「疾患的な精神障害」については、大いに生物学的アプローチをもって臨むべきである。一方、「疾患的ではない精神障害」については、心を脳からみるという視点も可能だが、そうすることで見落とされる点があることを認識してほしい。もともとの概念が、その時代ごとの社会的価値と結びついていて、決して自然科学的なものではないということである。ゲーム障害のように新たに精神障害と認定されるものもあれば、性同一性障害のように外されるものもある。「疾患的ではない精神障害」については、社会的価値・個人の性格・生活史・状況・体験といった心的なものを（了解的関連で）理解しようとするところから始めたい。そのうえで、「疾患的ではない精神障害」について生物学的アプローチを試みる際には、それは社会に対してどのような意義をもつのかを考えたいところである。

生物学的精神医学と純粋精神医学、二つの潮流の分岐は、すでに研究や教育といった学問的姿勢に現れ始めている。大学講座においては、精神医学の自然科学的側面（身体医学化）が重視され、その領域の知の蓄積が十分ではないまま生物学的精神医学に偏り始めている。その中でわれわれは、純粋精神医学の旗印を

堂々と掲げる。純粋精神医学に共鳴する同志が少しずつ集い、この少数派がやがては精神医学の軌道修正に寄与する可能性もあるのではなかろうか。誇大妄想と笑われてしまいそうだが、筆者は密かにそう思っている。本書は、そのような純粋精神医学の真髄である伝統的精神医学の思想をわかりやすく紹介するものである。

目次

第12章　よき臨床医になるための精神医学の学び方……207

第1章　精神医学における疾患とは

あらゆる精神障害は疾患か

「あらゆる精神障害は疾患か」と問われたら、みなさんはどう答えるだろうか。これに対する回答は次の二つが考えられる。

A　精神障害には、疾患的であるものとそうでないものとがある。
B　あらゆる精神障害は疾患である。

おそらく多くの精神科医、とくに臨床家は、直感的にAを支持するだろう。アルツハイマー型認知症やバセドウ病や全身性エリテマトーデスなどによる精神障害はいうまでもなく疾患であるし、統合失調症だって疾患に違いない。一方、ストレス状況における反応（苦悩）である適応障害はなかなか疾患とは呼べない。誰だって、ある状況に置かれてつらく苦しいと感ずることはある。その程度が少しひどいからといって、それは疾患とは呼べないような気がする。パーソナリティ障害を「あなたの性格は病気だよ」と言うことはあっても、それはあくまでジョークである。本気でそう言い切れる根拠はあるのかと問い詰められると答えに窮してしまう。精神障害にはたしかに疾患的であるものと、そうでないもの、少なくともそう簡単には疾患とは呼べないものがあるように思える。

これは精神医学用語を使って表現するなら、精神障害によって了解的関連と因果的関連とを使い分けて理解する立場といえる。

しかし、ここにはもう一つの答えがある。Bの立場を支持するのは脳科学者である。彼らはあらゆる精神的なことを脳からみようとし、精神障害を脳との因果的関連としてしか信じようとしない（脳への還元主義）。彼らの主張はこうである。「心は脳の機能にすぎないから、心に異常があるなら脳にも異常があるはずである」。そう言われると、これもまた反論が難しい。心はどこの臓器と関係があるのかと問われれば、それは脳に違いない。たとえば、適応障害だって、同じ状況に置かれてもみなが適応障害になるわけではなく、そこでの悩み方・苦しみ方は人それぞれ違うものである。脳科学者はその違いに注目し、適応障害に陥る人は、そうなりやすい傾向（脆弱性）がある、その脆弱性は脳の機能障害に帰することができると考える。パーソナリティ障害も然り、パーソナリティの傾向であっても脳の機能と結びつけて考えることは、自然科学的には理にかなっている。直感的に正しいと思われたAの立場は、このように理論的に考えてみると危うくなる。

しかし、Bの立場が間違いなく正しいのかといえばそうではない。適応障害やパーソナリティ障害は脳のどこが障害されているのかと問われても、それはよくわかっていないのである。脳科学者は「あと一〇年もすれば見つかる」と答えるかもしれない。彼らはもう何年も前から「そこを曲がればゴールが見えてくる」と言い続けてきているのだが、いつまでも曲がり角だったり、曲がった先はまた曲がり角だったりしているのが、脳科学の現状ではないか。ちょっとそんな意地悪なことを言ってみたくなる。少なくとも現時点ではBの立場はあらゆる精神障害について実証された主張ではないのである。

そうなるとAとB、どちらが正しいのだろうか。現時点では「この問いには正解はない」というのが最もふさわしい答えなのである。クルト・シュナイダーはこれを信仰告白のようなものだと言っている。どちらの立場を信じるかによって、その先に広がる精神医学の世界観はまったく違うものになってくる。脳科学者が考える、心を脳の機能として誰もがわかるように理解することができる日がくるまでは、心を心として理解する立場と、心を脳の機能として理解する立場の双方を認め使い分けるAの立場が優勢である。筆者はAの立場を堅く信じているのだが、少し事情に通じている者は、この問いに対して二番目の答えがあることを知っているだろう。

C　この問いに明確に答えることは難しいから、あえて答えない。

ずるいと思われるかもしれないが、米国精神医学会（American Psychiatric Association：ＡＰＡ）による診断分類ＤＳＭや、世界保健機関（World Health Organization：ＷＨＯ）によるＩＣＤの見解はＣである。どちらも「精神障害とはかくあるものである」と定義しているのだが、疾患そのものを定義することを避けている（棚上げにしている）。Ｂの立場からすると、Ｃの見解にはさしたる異論はない。あらゆる精神障害が疾患であるなら、あえて疾患を定義する必要はなく、ただ精神障害を明らかにすれば十分である。ところがAの立場からすると、Ｃの見解は、疾患的である精神障害と疾患的でない精神障害とを区別することなく、「障害（disorder）」としてすべてが横並びになることを意味する。認知症や統合失調症からパーソナリティ障害や発達障害までが精神障害として等価に扱われるのである。そうなると適応障害やパーソナリティ障害もまた、アルツハイマー型認知症と同じように、実在する疾患と誤解されることにはならないだろうか。今日の精神医学における多くの疑問や混乱は、そのメインストリームが「精神医学における疾患とは何か」という問いに答えることなく、棚上げにしたまま進んできてしまったことと大いに関係があるように思う。

本書は「精神障害には疾患的であるものと、そうでないものとがある」という主張を前提にして書かれている。Aの立場を堅持するなら、次に問われるのは、「精神医学における疾患とは何か」ということである。

精神医学における疾患とは何か

「疾患（disease）」という言葉はもちろん精神医学ではなく、身体医学に由来するものである。もっとも身体医学においてもその定義はさまざまで、どれが正しいというわけでもない。たとえば健康感の欠如（体調不良）はどうだろうか。たしかに多くの疾患はそれを自覚する。しかし定期健康診断で偶然見つかった早期の胃がんは、どうだろうか。間違いなく疾患であるはずだが自覚症状はない。高血圧や糖尿病も多くは自覚症状のない段階で疾患と診断され治療が始まる。健康感の欠如を疾患の定義とすると、当てはまらない身体疾患はいくつもある。疾患とは何らかの形で生命に対する危険性があるものと定義することもできそうだが、これもまた「危険性」を相当程度まで拡大しないとうまくいかない。感冒や水虫に生命危険性があるとするのはやはり無理がある。

それでは数多くの身体疾患に共通する疾患の特徴・定義は何もないのだろうか。疾患とは身体にしか存在しない、身体に存在する何かである。自然科学的方法論、つまり物理・化学的な方法を使って、たしかにそこにあることが実証できるものである。身体医学での疾患診断はまさにそれを明らかにする作業である。あらゆる疾患に共通する特徴は、正常とは明らかに区別される身体的基盤が存在することであるといってよさそうである。この身体的基盤は、器質的疾患だけでなく、高血圧や糖尿病のように機能的なものも含むが、これらもまたそこにあることが客観的・自然科学的に確認できるものである。ここでは、この疾患の定義を存在概念と呼ぶことにしよう。

もしわれわれが精神医学においても疾患という言葉を使うなら、それは身体疾患と同じような意味、つまり存在概念に基づいて使うべきである。疾患は身体にしか存在しない——この意味では、認知症性疾患、ループス脳症、甲状腺機能障害、せん妄を引き起こす身体疾患は文句なく、その定義に当てはまる。覚せい剤や大麻などによる中毒性精神障害もまた、それらが体内に取り込まれた事実が重要であると考えれば、存在概念を適用してもよさそうである。いわゆる器質性・症状性・中毒性精神障害は、身体医学と同じ水準で疾患と呼ぶことができるものである。

「精神障害には疾患的なものと、疾患的でないものとがあって、前者は身体医学と共通する存在概念に基づいている」というのであれば、精神医学はもっとすっきりと整理できるのだが、ここでわれわれの前に大きく立ちはだかるのが内因性精神病、とくに統合失調症である。

統合失調症は疾患か

「統合失調症は疾患か」と問われれば、今日のほぼすべての精神科医が肯定するに違いない。それどころか、「統合失調症こそが精神医学における疾患の代表である」と強く主張するかもしれない。その理由を聞いてみれば、「側坐核の異常が指摘されたことがある」「認知機能障害があることがわかっている」「遺伝が関係している証拠がある」「治療には何よりも薬物療法が有効である」などいろいろな答えが返ってくるだろう。これらはたしかに統合失調症に何らかの身体的基盤が存在することの傍証ではあるかもしれない。しかしそのいずれもが、すべての統合失調症患者に共通する、身体的な意味で「統合失調症とは何か」を明らかにするものではない。統合失調症の身体的基盤は依然として明らかになっていないのである。

この事実を明るみに出し世間に突きつけたのが、一九七〇年代の反精神医学（antipsychiatry）の動きであった。「統合失調症という病気は存在しない、家族の中の最も弱い人間を病人に仕立てあげただけだ」というのがその主張である。筆者はむろんこの主張を擁護するものではないが、反精神医学のある側面、「統合失調症は身体医学でいう疾患の水準にはない」という事実にはあらためて注目すべき価値がある。仮に存在概念を疾患の定義として、現在までに確実にわかっている事実に基づくなら、統合失調症は身体医学における疾患の水準にはないことを認めざるを得ない。そしてわれわれが精神医学における疾患を存在概念に限るとすると、統合失調症はパーソナリティ障害や適応障害、あるいは発達障害などの「疾患的ではない精神障害」と同列に位置づけなければならない。この考え方に賛同する者はまずいないだろう。

それでは、ほとんどの精神科医が、その身体的基盤が明らかではないにもかかわらず、統合失調症は疾患であると断言できるのはなぜだろうか。それは統合失調症について知られている断片的な身体的所見ゆえではなく、患者の示す精神症状ゆえである。すなわち、「自分が何か考えると、しゃべってもいないのに、周りの人すべてにそれが伝わってしまう」（考想伝播）、「自分の動作が操られている」（させられ体験）、「自分が何かしようとすると、それが声になって聞こえる」（行為と同時に聞こえる幻聴）など、統合失調症に特徴的とされる病的体験である。シュナイダーの一級症状と呼ばれる一連の体験は、健常者では観察されない特別な形式の異常を含んでいる。これを精神医学では、健常者が思い浮かべ追体験することができないという意味で「静的了解不能」（ヤスパース）という。

のちにくわしく取りあげるが、ひとまず確認しておきたいことは、統合失調症が疾患的である根拠は、すでに知られている形而下にある身体的基盤と関係がありそうな断片的所見ではなく、あくまで精神症状であるということである。患者が示すある時期の精神症状や、その人としての精神的な意味あるまとまりの連続性が発病を前後して断裂していることといったもっぱら精神的な水準で、その疾患性は判断されている。この精神的な異常から下される疾患判断は、器質性・症状性・中毒性精神障害（これらは「疾患である精神障害」である）についても概ね当てはまっている。ごく軽度のものであれば、その判断は難しいこともあろうが、精神障害として診断ができる程度の精神的変化が生ずれば、文句なく当てはまる。アルツハイマー型認知症の物忘れ、ループス脳症の幻覚妄想、ステロイド精神病の躁状態など、全体像としての精神的変化を縦断的に観察・吟味してみると、健常時とのつながりが失われていることがわかる。ただ、精神状態から判断される疾患性はあくまで「疾患的であるか、ないか」の鑑別にしか有用ではなく、「それは何であるか」の答えは導かれない。「それは何であるか」を知るためには精神状態から離れて、身体をくわしく検査しなければならないのである。疾患は身体にしか存在しない。

精神医学における疾患とは、一つは身体医学と同じく形而下にある存在概念に基づくものである。そしてそれが当てはまらない場合には、精神医学固有の形而上の了解概念（生活発展の意味連続性）を、疾患判断に用いる。統合失調症を含む内因性精神病は、器質性・症状性・中毒性精神障害のように身体医学的な意味で疾患であるということはできないことは先に述べた通りである。それゆえ、この問いに対しては、「疾患である」よりも広い「疾患的である」と答えることがふさわしい。

了解について

ある場合には精神的なものが精神的なものから、はっきりそうとわかるように、明証性をもって出てくることをわれわれは了解する。われわれはこのように精神的なもののみにありうる様相で、攻撃された者は怒り、裏切られた恋人はやきもちをやくことを了解し、動機からこうしようという決心と行為が起こってくることを了解する。

了解的関連とは

ヤスパース『精神病理学原論』[22]の有名な一節である。前段はなんともわかりにくいが、後段に挙げられた例はシンプルである。明証性（エビデンス）とあるが、これはもちろん今日の Evidence-Based Medicine（EBM）におけるエビデンスとは違う。多数例を集めて統計学的に証明する類のものではなく、むしろ個々の例において「そう理解するしかない」というような根源的で本質的な理解を意味している。後段に挙げられた例はいかにも簡明であるが、この明証性はいつもたやすく到達し得るものではない。むしろ「あなたがどうしてそう考えるのか、そう感じるのかよくわからない」というところから出発することは多々ある。しかし、時間をかけて相手のストーリーに耳を傾け、疑問をぶつけながら、徐々に相手の物事の考え方や捉え方（そこにはその人の歴史もまた含まれる）がわかってくる。するとどこかで、「さっぱりわからない」ものが、「ああ、そういうことか」と腑に落ちる。これこそが明証性であり、一度そこに到達すると、もはや他の理解の仕方は考えられず、そう考えるのが自然であるとわかるのである。一つ例を挙げてみよう。

二四歳女性。温かい家庭に育ち、明るく快活で、さしたる挫折の経験はない。彼女は大学を卒業すると第一志望の銀行に入社した。社会人として独立した生活を送ろうと実家を離れ、一人暮らしを始めた。職場には少し年上の先輩のお姉さんがいて、彼女を厳しく指導する。新米の彼女は、「自分に経験がないのだから仕方ない、先輩も自分のことを心配して指導してくれているはずだ」と思って、明るく元気よく出社していた。ところが来る日も来る日もきつい言葉で叱られると、さすがにつらくなってきた。それでも週末は友人とショッピングに出かけて気分転換できていた。入社して三ヵ月経ったが、職場の状況は変化がない。この先輩は仕事ができるので、上司も後輩に対する指導が厳しすぎることに気がつきながらも助けてくれない。毎朝会社に行くために着替えをしていると涙がこぼれそうになる。「また先輩に叱られる、会社に行きたくない」という思いがよぎるが、そう思っている自分が恥ずかしい、何だか不登校児童みたいだと思う。社会人なんだから、お給料をもらっているんだから、叱られるから会社に行きたくないなんて情けないと自分を鼓舞してみる。「行かなきゃ」という思いと、「行きたくないな」という思いが、毎朝綱引きのようになる。それでも綱引きになんとか勝って、休まずに出社する。しかし、状況はいつまで経っても変わらない。最近は、土日も会社のことが頭から離れず、気分転換もやめてしまった。日曜日の午後になるともう気分が沈んでくる。月曜日が来るのが怖いと思う。そして入社して半年が経ったある月曜日の朝、涙がポロポロと止まらず、熱はないが吐き気と腹痛がする。そこで彼女は、「こんなに体調が悪くては会社に行けそうにない、行きたくないんじゃなくて行けない」と思う。そして、会社に休みの連絡を入れようと電話してみると、よりによって件の先輩が出てしまい、彼女は思わず無言のまま受話器を置いた。

短い描写であるが、入社の喜びが職場の失望に変わり、葛藤が生じ、それが身体化するまでの彼女の心の動きが、一続きのストーリーとしてよくわかる。いくつもの理解があるのではなく、他ならぬこのストーリーとしてわかるはずである。このように明証性を伴ってわかることを、了解可能と呼んでいる。

われわれは臨床診断の際には、心の動きをいったん止めて静的な状態像を評価（抑うつ状態、不安焦燥状態など）し、それから精神障害の分類診断へと進むのだが、実際は、心は止まることなく流れている。了解的関連では、心を知覚・感情・思考・意欲といった要素にバラバラにするのではなく、常に統合された全体像の推移を対象とすることに注意を促したい。知覚的体験刺激、それに引き続いて生ずる感情、そこに含まれる志向性、ここに触発される思考、そして結果としての作為あるいは不作為までを、一つの流れ、ストーリーとしてわれわれは理解するのである。心の全体像を評価する唯一の方法といってもよいかもしれない。

心の特性としての了解

了解的関連による理解（これを「了解する」という）は、心を理解する際の方法論の一つではあるが、それは学問的なものにとどまらない。精神科医でなくとも誰でも身につけている能力、心の特性といってもよいかもしれない。たとえば、小説を読んでいる時、あるいは映画を見ている時、われわれに働いているのがこの理解の仕方である。身の毛もよだつような殺戮のシーンから映画は始まる。常人のなせる業とは思えない、犯人は変質者だろうか、それとも人間ではない何者かだろうか。続いてストーリーは犯人の不幸な生い立ちを追う。繰り返される虐待、努力がことごとく打ち砕かれる運命、人生に対する失望、他者への強い怨恨・復讐心が次々と描かれる。主人公だけでなく彼にかかわる多くの人物が描写され、それもまた観客それぞれに「なるほど、こういう人なんだ」とわかってくる。映画を観終わった時には、冒頭シーンにつながる犯人の心の動きがよくわかる。面白い映画や小説は、登場人物の心理描写がよくできているものである。これがうまくいかないと、ストーリーがよくわからない。また、あまりに単純すぎるものもつまらない。奇人変人ばかりが登場する必要はないのだが、登場人物の少し屈折した心のあり方の描写が、その面白さに何よりも重要である。映画や小説を楽しんでいる時のわれわれは、主人公たった一人ではなく、多くの登場人物を理解することができる。いちいち「さあ、次はこの人を理解しよう」と構える必要もない。映画や小説だけではない。大きな犯罪がニュースになり犯人が逮捕されると、必ず犯行の動機は何かが問われる。一つの行為が、それに先行する心の動きとどのようにつながっているのかを理解しようとするわけである。了解的関連による理解は、学問的な方法論だけでなく、誰もがもっている心の特性というべきかもしれない。

了解はしばしば誤解されている

了解的関連による理解は決して難解なものではないと述べた。その一方で、了解は非常にしばしば誤解されている。入院カンファレンスで担当医は患者について「こんなに落ち込むのはおかしい」とか「この行動は奇妙だ」ということで、了解不能であると言う。患者と会ったのはまだ一、二回で、家族からも十分に情報を聴取していない。それにもかかわらず、担当医はみずからの価値観に照らし合わせて、「おかしい」「奇妙」と感じ、自分が納得できないことを了解不能と言っているのである。こういったわからなさは、多くの場合、患者についての情報不足から生じている。患者の生い立ちや状況についての聴取が十分でなければ、他人の言動や行動が自分にとってよくわからないのは当然のことだろう。(健常者である)自分が患者の話や行動を聞いてみて「納得できるか、どうか」が、了解可能か否かの判断基準であると思い込んでいる精神科医は少なくない。それが「疾患的であるか、ないか」の判定基準になっているとしたら、それはもう恣意的なものでしかない。そのようないい加減なものを判定基準にすることはできないだろう。了解可能性を判定基準として使うことに対して批判的な意見を述べる人は、たいてい同じような誤解をしている。了解そのものは方法論としては決して難解ではないが、個々のケースで目の前にいる患者を了解可能性を判断できるまで問診することは、決して簡単なことではない。映画や小説のようにはいかない。たった一度だけですぐわかるというものではなく、場合によっては何度も面接を重ねることで、「あなただったら、そう考えるわけだね」とわかるのである。

了解の原語はドイツ語 Verstehen である。stehen とは立つことで、そこに接頭辞 Ver- が付いている。Ver- には位置を変えるという意味があるのだが、Verstehen には自分の場所・立ち位置を変えるという含みがある。さて、自分の立ち位置をどこに変えるというのか。それはもちろん、相手の立ち位置ということになる。相手に寄り添って立つ、そのようなニュアンスがある。了解するとは、患者の物事の捉え方、状況に対する反応や行動の仕方をよく理解したうえで、体験の相互の関係を吟味することである。了解可能とは、自分の価値観をいったん棚上げにして、相手の物事の考え方・捉え方に身を置いたうえで（感情移入）、ある心の状態がそれに先行する心の状態と意味あるつながりを保持していることがわかることをいう。

了解はしばしば誤解されていると述べた。Verstehen には、自分が納得する・受け入れるという意味もある。もちろん、真の了解に到達すれば自分自身が納得するのであるが、これを他人の言辞を直に自分の価値観と照らし合わせて「受け入れられるかどうか」という意味で理解してしまうと、それは違う。おそらくそのような誤解を避けるために、シュナイダーは了解可能という表現を避け、新しい切り口でこれを表現しようとした。それが「生活発展の意味連続性・合法則性」である。彼は健常者では心の全体像が概ね意味のある変化を切れ目なく続けていることを「生活発展の意味連続性」と呼び、精神病においてはその連続性が切断されると表現した。わかりやすくいうなら、その人を十分よく知ったうえでの「その人らしさの連続性」

ということである。心は流れ続け、時に体験や状況によってその流れ・動きが大きく変化する。しかし、その変化の仕方は「意味ある」もので、連続性が途絶えることはない。精神病の発症とは、それまでのまとまりのある精神生活とはまったく別の、新たな精神生活が突然入り込んでくることで、それを意味連続性の断裂と呼んでいるわけである。内因性精神病をまさに病であるとする根拠は、「了解不能性」「生活発展の意味連続性の切断」にある。

心の共鳴

了解的関連を追う作業は、疾患診断について重要であるだけでなく、もう一つ忘れてはならない側面がある。了解的関連を吟味するためには、感情移入する、つまり自分の価値観を離れて相手を理解することが必要不可欠である。その人をそのまま受け入れようとすること、人間的な温かい関心を寄せることである。聞き手である私はまったく同じ体験をしたわけでもないのに、話し手である相手の心、その心の動きが「よくわかる」と言う。相手は、私にそれが伝わることを知ると「少し気持ちが楽になった」と言う。つらい話を聞かされると、私の心もつらくなる。心が共鳴するといってもよいかもしれない。もちろん、不協和音のように響き合ってしまうこともあるのだが、正しく共鳴した時には、対話という交流から相手の心に変化が生ずる。

精神科を初めて受診する患者の多くが、自分が情けないと気落ちしているものである。程度の差こそあれ、否定的な自己価値感情が患者を支配している。フランク[14]はそのような心理をデモラリゼーション(demoralization)と表現したが、対話の中で正しく心が共鳴すると、傷ついた患者の自己価値感が癒される。了解的関連を追う作業は、副次的に患者の自己価値感を回復させる効果がある。それこそが精神療法のエッセンスではないか。精神分析、認知療法、対人関係療法などさまざまな精神療法があるが、これらすべての出発点は患者をよく知ること、つまり了解的関連を追う作業にある。たとえば認知療法は、患者の思考の歪みを修正するものだが、最初から間違いを指摘して修正しようとしてもうまくいかない。その出発点には、患者の心のありようを治療者がそのまま受容することがどうしても必要になる。治療がうまくいくかどうかの一つの鍵は、この受容のプロセスにあるように思う。心の共鳴はテクニックではなく、もともと人それぞれに備わったものである。何も精神科医とその患者の間にしか生じないものではなく、誰にでも観察することができる。友人や恋人の悩みを真面目に聞こうとする時、自然と生ずるものである。二つの心の共鳴は、心だけのもつ特質ということもできる。ただし、それを引き出す能力は誰にでも等しくあるわけではなく、相当な個人差がある。どのような技法を使うにせよ、精神療法の有効性にはこの能力差がかなり影響する。精神療法の巧拙はここで決まる。また、この二つの心の間で生じている現象は、心を脳に置き換えてしまうと視野に入らなくなる側面である。

第2章　精神医学における疾患単位と類型について

疾患単位と類型

精神障害には疾患単位と類型が混在している。これもまた精神医学と身体医学との大きな違いである。われわれは「精神障害には疾患的であるものと、そうでないものがある」という前提から出発した。そして、「疾患的であるか、ないか」の判断に、一つは存在概念を当て、それが当てはまらない時には了解概念、生活発展の意味連続性による判断を使っていることを述べてきた。ここまでの議論から、精神障害は大きく三つの群に分類される。

A　疾患的ではない精神障害

B　疾患的である精神障害

a　身体的基盤が明らかであるもの（器質性・症状性・中毒性精神病）

b　身体的基盤が明らかではないが、要請されているもの（内因性精神病）

身体的基盤が明らかなもの、その有無によって身体的水準で境界が明瞭になるもの、つまり存在概念によって明らかになるものを疾患単位と呼ぶ。これは身体医学における疾患である。精神障害においては、器質性・症状性・中毒性精神病がこれに相当する。これに対して類型とは、いくつか症状の同時発生あるいは共通する特徴という経験的事実から「これらが揃ったら○○と呼ぶ」という、いわば約束事である。「疾患的である精神障害」では、類型は症候群と呼んでも差し支えないだろう。ただ「疾患的ではない精神障害」では、そもそも疾患に対してしか使えない「症候・症状」という用語は当てはまらないので、精神障害では症候群よりも類型と呼ぶほうがふさわしい。

類型のもつ本質的な特徴についても、身体医学と精神医学とでは大きな違いがある。たとえば肺炎は症候群（発熱、呼吸困難、胸部レントゲンの異常陰影、血液検査上の炎症所見など）で、その背景にある特定される原因が疾患単位（肺炎球菌、インフルエンザ桿菌など）になる。身体医学における症候群は一つ以上の疾患単位と必ず結びついている。因果律に基づいた関連をたどることで、疾患単位に到達することが約束されているものである。

一方、精神医学においては、精神症候学的に定義された類型が一つの疾患単位であることが実証されたことは歴史上一度もないのである。精神医学における疾患単位の最初のモデルは、よく知られている通り進行麻痺であるが、これとて例外ではない。どれだけくわしい現病歴と精神的現症の情報があったとしても、そこで進行麻痺を疑うことはできても、そうであるかどうかの確定診断は導くことができなかったはずである。診断という意味では、どれほどくわしい精神的所見よりも、対光反射の消失と輻輳反射の保持という瞳孔所見（Argyll Robertson アーガイル・ロバートソン瞳孔）のほうが、はるかに鑑別診断に重要であっただろう。精神医学においても、「であるか、でないか」の疾患単位の境界をなすものは、やはり身体なのである。精神

表2-1　疾患単位が確立する（疾患の身体的基盤が同定される）プロセス

1	いくつかの症例が注意をひく
2	症候群（類型）の提唱：いくつかの症状が同時に出現、特徴的な症状の集まり
3	症例を集積、原因の追究
4	原因の発見
5	周辺との境界が明瞭になる（似たような状態との区別がつく）
6	原因がわかった症例を集積、各症状の出現率を統計学的に検討
7	診断基準の作成、疾患単位の確立

症状とその背後にある身体的病因とが対応していない（症状と身体的病因との非対応）ということは、ボネファーの外因反応型[9]、ヴィークの通過症候群[64]、M・ブロイラーの内分泌精神症候群[8]といった、偉大な先達の研究からもすでに明らかであった。精神医学における類型は、疾患単位との関係が不明のまま提唱されたものなのである。

われわれは、内因性精神病の背景には身体的基盤が存在する、それが要請されると考えている。しかし、それを見つけるために、クレペリン以来一〇〇年以上にわたり行われてきた努力にもかかわらず、いまだにその目標を達成することができないでいる。内因性精神病は精神症候学的にしか定義することができず、われわれはそこから出発せざるを得ないのだが、この精神症状と病因との非対応という問題は、まさに現代精神医学のジレンマとも呼ぶべき悩ましいものである。精神医学と身体医学との間には、何か決定的で大きな違いがあるのではないだろうか[34]。

疾患単位はどのように成立するのか

疾患単位はどのように成立するのであろうか。そのプロセスは表2－1の通りである。

われわれの記憶に新しい一例を挙げてみたい。一九八三年、ロサンジェルスである奇病が報告された。原因不明の発熱と下痢、そして身体的衰弱が進み、普段なら罹らないような日和見感染を併発する。他にも悪性リンパ腫、カポジ肉腫といった身体疾患を次々に併発し、患者はやがて死の転帰を迎える。これが免疫の弱い高齢者であればそれほど注目されなかったかもしれないが、若い男性、とくにゲイや薬物乱用者であったことが人目をひくことになったのである。これがAcquired Immune Deficiency Syndrome（ＡＩＤＳ）の提唱である。類似の症例が集積され原因究明が始まり、やがて一九八三年にフランスのパストゥール研究所でＨＩＶが発見されることになる。これによってＡＩＤＳと似たような症例でも、ＨＩＶの有無によって境界が明瞭となった。さらに今度はＨＩＶに感染している人を調べてみると、その全員がＡＩＤＳを発症しているわけではなく、無症候性キャリアの存在もわかるようになった。ＡＩＤＳを発症したケースをレトロスペクティヴに調査することで、どのような合併症の罹患率が高いのかが統計学的に検討され、最終的にＡＩＤＳの診断基準ができあがる。表２－１にあるようなプロセスによって、身体医学においては次々と疾患単位が同定され、科学技術の進歩により、それを定義する水準も高くなる。肉眼的な臓器や体液の観察に始まり、光学的顕微鏡による組織・細胞の観察、電子顕微鏡による細胞構成成分、さらにはその蛋白、染色体、今日では遺伝子レベルの観察により、疾患単位が定義されているものもある。治療法についても遺伝子組み換え技術やｉＰＳ細胞の登場により、身体医学では、遺伝子レベルでの治療が検討される時代になっている。

さて、精神医学ではどうだろうか。身体医学では症候群（類型）は一つ以上の疾患単位の表現型であり、診断・検査技術の発展によりやがては疾患単位が確立するのだが、精神医学においては同じようには展開していない。主要な精神障害は、そのどれもが表２－１の３「原因の追究」で止まってしまっている。なぜ精神医学には科学技術の進歩を反映するような真の発展がもたらされないのだろうか。精神医学における基礎研究が他の領域に比べて劣っているというわけでは決してない。この「なぜ」は真剣に考えてみる必要があるだろう。

類型から出発して疾患単位が次々と同定されていく身体医学と、それが頓挫している精神医学。両者には何か決定的な違いがあるのではないか。おそらくそれはたった一つの、ごく当たり前の違いである。身体医学では表にあるプロセスは一貫して形而下（身体）にあるが、精神医学においては類型が形而上（心）にある。2から3へと進もうとする時、われわれはほとんど無意識的に脳と心の関係を因果的関連で捉え直している。そこで、われわれの関心・視点は形而上（心）から形而下（身体・脳）へと移行する。これは身体医学にはない、精神医学固有の特徴である。それが、心を自然科学の対象として扱うことの限界、もう少し正確に言い換えると、われわれが類型として使っている（使わざるを得ない）精神症候学がもつ自然科学とは相容れない特性なのではないか。さらには、われわれが単純に信じ込んでいる「脳と心の関係」が、実は因果律として成立していないのではないか。

自然科学としての精神症候学の限界

この精神的なものはわかつことのできないものが次から次へと起こってくる単一の巨大な流れで、その上無数の個々の人間に皆別々に流れて行くのである。

ヤスパース『精神病理学原論』[22]の有名な一節である。わかりやすい言葉で表現されているが、その意味を読み取ろうとすると難しい。「分かつことができないもの」とは、「心」といえばそれは一部（部分）でなく常に全体を意味するものであることを示している。「単一で巨大な流れ」とは、心の大きさは宇宙にも匹敵するような、どのような方法をとっても全体を表現することができないほど巨大なものである、ということである。もちろん、ここでいう「心」とは日常生活用語のそれとは違い、体験と言い換えてもよいものである。われわれが見ている太陽、車の騒音、キーを打つ感触などもまた、知覚という心の作用によって初めて体験される。つまりわれわれが体験する外界もまた心の一部なのである。そしてもちろん、心には外界だけでなく、あらゆる体験から外界を引き算した精神内界がある。この外界と精神内界を合わせた、ある瞬間の体験そのものをここでは心と呼んでいる。

「次から次へと起こってくる」とは、心の流れを止めようとしても止めることができないことを意味している。そのように止めることのできない巨大な心の流れは、「皆別々に流れて行く」という。たとえば、私とあなたは机の上にある同じ一つのリンゴを見つめているとする。その時の私とあなたの脳の状態を別々に調べることは難しくない。血流、電気活動、あるいはトランスミッターの動き、何でもかまわない。そしてある瞬間の脳全体の状態を静止画像として可視化することができるだろう。さて、その際、これに対応する「心」は、その全体像でなければならない。私に見えているリンゴと、あなたに見えているリンゴ、同じものを見ているからといって、体験されている色合いが同じとは限らない。その色合いを比べるにはどうしたものか。さらに私はそのリンゴを見た時に、自分の少年時代にリンゴの木によじ登った思い出が頭をよぎる。それは、あなたにはないものである。同じリンゴを見ていても、心の全体像は決して一致しない。やはり比較してみなければわからない。ところが、困ったことに、こんな単純な実験でも、私とあなたのある瞬間の心の全体像を取り出すことはできない。心そのものは、ある瞬間を切り取って、画像のように並べて比較することがそもそもできないのである。これは全体を部分や要素に分解し、比較することで実証性のある法則を見出そうとする自然科学的方法論を、「心」にはそのまま当てはめることができないことを意味している。

ただそれでは、心を科学的に扱うことを諦めてしまうことになる。そこでわれわれは、少しでも自然科学的方法論に近づけるための方策として、意識・感情・知覚・思考・記憶といった側面・要素から心を記述しようとしているのである。その記述の集合体（それはさしずめモザイク像の様相である）を心の全体像とみなそうとしている。しかし、心はそのようなモザイク像ではないし、それぞれの要素が独立した機能をもっていたり、解剖学的に局在していたりするわけではないとヤスパースは注意を促している。心を描写する精神症候学には自然科学としての限界があるといわざるを得ないのだが、われわれが言葉通りの精神医学、つまり精神＝心の医学であり続ける限り、精神症候学という方法論以外に心を対象として把握する方法はない。これは形而下の事象を対象とする自然科学的な技術がいくら進歩したとしても、決して越えることのできない壁なのである。

因果律から離れて脳と心の関係を捉える

「脳と心の関係」というフレーズはよく耳にするのだが、この意味を突き詰めて考えてみよう。脳と心の関係とは、正確には脳の描写と心の描写の関係である。抑うつでも幻覚でも、あるいは行動異常でも何でもかまわないのだが、心の具体的な描写は常に言語によって表現されるものである。ところが、先に述べたようにある瞬間の心の全体像は無限といってよいほど巨大なもので、とても言語で表現し尽くすことはできないし、言葉では表現することの難しい心があることも自明である。われわれが心として扱うことのできる心の描写は、その全体像のごく一部でしかなく、何よりも言葉による表現可能性という限界がある。それは文法による制限を受けるが、物理・化学的法則とはおよそ無縁である。いかに科学技術が進歩したとしても乗り越えることのできない限界がある。

一方、脳の描写はどうだろうか。ＭＲＩやＣＴ、脳波、脳磁場、ＳＰＥＣＴ、ＰＥＴなど脳の描写にはさまざまなものがある。ここでの描写はもっぱら自然科学的な法則に則っていて、数値として把握することも可能である。この脳の描写に対応する心の描写はいうまでもなく、その全体像でなければならない。ところが、その全体像は決して描き出すことができないのである。心のごく一部でしかない心の描写は、その背景にある脳の描写とそもそもピタリとは対応していない。そう考えてみると、文字通りの脳と心の関係について論ずることは、これまで誰も成功しなかったし、未来においても実現しないだろう。

心の描写と脳の描写は、その描き方がまったく違う。そこから知ることができることも違う。心の描写では、その移り変わりを記述することで、心の動きを知ることができる。恋人に振られたという体験の後に悲しい気持ちになることは、心の描写からは自明である。脳波や機能的ＭＲＩから、心の動きの意味を理解することはできない。一方、アルツハイマー型認知症の物忘れは、心の描写からはどうして物忘れが生ずるかを知ることはできないが、脳画像で海馬の萎縮が明らかになれば、その何故は解明される。

大森[45]は「重ね描き」の原則を次のように説明している。日常描写と科学的描写はともに、一つにして「同じ状況」の二通りの描写であって、日常描写に科学的描写が「重ね描き」される。鹿島[25]は天動説と地動説の見方の違いを例に挙げている。「この部屋は西日が差す」といえば、お日様は東から昇り西に沈むという天動説に基づいている。しかし、月にロケットを打ち上げようとするなら地動説が必要になるだろう。天動説は自然科学的には誤りかもしれないが、われわれの体験する世界を描写するうえでは正しいし、少なくともそれで不自由することはない。地動説は自然科学的には正しいが、実感としてこれを体験することはできないし、部屋の日差しの方向を地動説から考える人はいない。天動説と地動説、どちらが正しいかではなく、何かを知ろうとする時の目的によって使い分けることが重要なのである。これを精神医学に当てはめるなら、日常描写は形而上にある心の描写、つまり精神病理学の領域であり、科学的描写は形而下にある画像診断をはじめとする脳科学の領域を意味するだろう。精神病理学によって脳の伝達物質の動きや電気活動を描写することはできないし、心そのものを表現する言葉をもたない脳科学によって心そのものを描写することはできない。二つの領域は同じ状況の描き方の違いでしかなく、その価値は等しく、優劣をつけるべきではない。ただ何を知ろうとしているのか、その目的によって使い分けることが重要なのである。心は脳の作用にすぎないと、脳と心の関係をシンプルな因果関係のみから理解しようとすることには大きなデメリットがあることがおわかりだろう。

第3章　精神医学における類型概念は理念型であること

「脱ＤＳＭ－５宣言」

精神医学における類型に話題を戻そう。二〇一三年春、いよいよＤＳＭ－５[3]が発表されようとする数週間前のことである。米国国立精神衛生研究所（National Institute of Mental Health：ＮＩＭＨ）のディレクターであるトーマス・インセルは、ブログでＤＳＭ－５について痛烈な批判的コメントを残した[20]。その概要は次のようなものである。

・ＤＳＭは、診断基準とレッテルを組み合わせた辞書のようなものにすぎず、カテゴリーには妥当性がない。
・ＤＳＭをゴールドスタンダードとして使っている限り、われわれは成功しない。
・新たな分類体系 Research Domain Criteria（ＲＤｏＣ）を推奨する。

これはまさに「脱ＤＳＭ－５宣言」ともとれる内容である。これまでにもＤＳＭ診断分類についての批判はあったが、たいていは公表されてしばらく時間が経ってからのことで、米国外からのものが多かったと思う。ところがＤＳＭ－５の場合は事情が違っていた。公表される前から、しかも米国内からのあからさまな批判の狼煙が上がっていた。患者団体などの精神医学の対象者からならまだしも、米国精神医学の内部からの批判が相次いだのである。ＤＳＭ－Ⅳ－ＴＲのチェアマンであるフランセスは、ＤＳＭ－５の改訂作業や情報開示が適切に行われていないことをかなり早い段階で指摘していた。ＤＳＭ－５作成委員会はそのような批判に対してパブリックコメントを募り、遅ればせながらの対応をしてきたが、ＤＳＭ－５をめぐる米国内での混乱は日本にもはっきりと伝わってきた。その流れの中での、インセルの「脱ＤＳＭ－５宣言」である。しかし、ここで強調すべきことは、インセルのコメントは、フランセス[13]、パリス[46]、あるいはホーウィッツとウェイクフィールド[18]が主張するような診断カテゴリーの具体的内容やその改訂方法に対する批判ではないということである。インセルは、精神疾患の身体的基盤の追究という目標からは、一九八〇年のＤＳＭ－Ⅲ以降満足できる成果が上がってこなかったことを指摘し、ＤＳＭ診断分類そのものの存在価値を生物学的精神医学の見地から否定したのである。正確に表現するなら、批判の矛先はＤＳＭ分類だけにとどまってはいない。精神症候学的な類型を提唱しその身体的基盤を追究してきた、クレペリン以来一世紀以上にわたる現代精神医学の方法論の根幹に疑問符を突きつけているのである。これはまさに、疾患単位との関係が不明なまま提唱された類型概念を使ってその原因を追究しようとする、現代精神医学のジレンマの核心を突いたものであった。そしてインセルは従来の診断カテゴリーを使わない、まったく新たな診断分類体系としてＲＤｏＣを提唱した。それは精神医学一〇〇年の歴史に対する挑戦と呼ぶこともできるかもしれない。ただこのＲＤｏＣは、現時点では多くの空欄を残す進行形のプロジェクトであり、あくまで研究を目的としたもので、臨床に使うことはできない。このＲＤｏＣの行く末も実はまだよくわからない。

精神医学における類型・カテゴリーは役に立たないのか

インセルの主張は、現代精神医学のジレンマの核心をつくものとして筆者は同意するものだが、そうかといって彼の主張すべてに賛同するのではない。インセルはカテゴリカルな分類そのものを役に立たないと否定するのだが、それはあくまで精神障害の身体的基盤の追究という見地からはそういえるというのにすぎない。身体的基盤を発見することはできなくとも、治療学的側面からみれば、この一〇〇年で精神医学は大きな進歩を遂げた。もちろん詳細に吟味すれば、われわれの進歩は多くの偶然と閃きが新たな展開の契機となっている。ラボリによるクロルプロマジンの発見はその最たるもので、その発見そのものは類型・カテゴリーとは関係がない。しかし、その発見がさらなる進歩へとつながるためには、そして何よりも目の前にいる一人の患者を治療するためには、この類型による診断分類体系はこれまでも必要不可欠であったし、代わるものが確立されない限り今後もそれは変わらないだろう。それでは今日われわれが使っている類型とはいったい何なのか、いかなる性質をもっているのだろうか。精神医学における類型についてもう少し掘り下げてみたい。

心の描写は、対象者の語る主観的体験と観察者の印象である客観的表出によってまとめあげられる。主観的体験にしても客観的表出にしても、そのすべてを余すことなく取りあげるのではなく、患者の言葉に耳を傾けながら、あるいは様子を観察しながら、観察者が意味のあるものとして感じ取ったものを抽出している。構造化面接や評価尺度を使ったにせよ、それは文字通りの心の全体像そのものではなく、あくまでも一部でしかない。取りあげられるものがある一方で、無視されるものがある。そしてまとめあげられた精神的病像をめぐって、それがどのようなまとまりをもつのかを吟味する作業が続く。この一連の病歴聴取や問診、さらには精神科診断のプロセスで、われわれは類型を使っている。この類型の性質は一言でいえば理念型（ideal type）である。

理念型とは

『大辞泉』によれば、理念型とは「複雑多様な現象の中から本質的特徴を抽出し、それらを論理的に組み合わせた理論的モデル。それを現実にあてはめて現実を理解し、説明しようとする理論的手段。現実を素材として構成されるが、現実そのものとは異なる」とある。もともとはマックス・ヴェーバーが社会科学の方法論について論じた一九〇四年の論文「社会科学と社会政策に関わる認識の『客観性[62]』」の中で提唱された。ヴェーバーは抽象的経済論を例にして、理念型がいかなるものか、どのように構成され、どのように役に立つのかをかなりの分量を割いて論じている。非常にわかりにくいのだが、ほんの一部を引用する。

> 思考によって構成されるこの像は、歴史的生活の特定の関係と事象とを結びつけ、考えられる連関の、それ自体として矛盾のない宇宙〔コスモス〕をつくりあげる。内容上、この構成像は、実在の特定の要素を、思考の上で高めてえられる、ひとつのユートピアの性格を帯びている〔…〕その構成像において抽象的に提示されている種類の、つまり「市場」に依存する事象の連関が、実在のなかでなんらかの程度まではたらいている、と確定または推定されるばあい、われわれは、その連関の特性を、ひとつの理

念型に照らし、効果的な仕方で具体的・直観的に把握できるように描き出し、理解させることができる[…]。

現実の社会現象はまさに複雑多様で、とても一義的に把握し得るものではない。どのような捉え方をしたとしても、それは全体像ではなく、ある側面でしかない。その把握の仕方、あるいは光の当て方はいくらでもあって、その中で特定の関連だけを、観察者の思考の中で浮かびあがらせる（際立たせる）のが理念型である。理念型を使って捉えられた像は、クローズアップされた特定の関連以外の要素はすべて捨象・無視されているので、それによって描き出された矛盾のない世界はおのずとユートピア（理想郷）的な性質を帯びるということだろう。

理念型の精神医学への導入

社会科学におけるヴェーバーの理念型の概念を精神医学に導入したのはヤスパースである。数多くの人々の心が集団となって反映されたものが社会現象であるなら、それを構成する個々人の心そのもの、同じく多様で無限の広がりをもつ精神現象を理解するために、理念型という方法論を使うというわけである。ヤスパースは『精神病理学原論』[22]の中で理念型について触れているのだが、註のような目立たない形で、わずかな記述しかない。以下にその部分を引用する（訳書では理想型の訳語が与えられている）。

理想型という概念は方法論的意義が非常に大きい。理想型は包括的な統一体で、時として経験でわかることもあるが経験によって作り上げられるのではなく、少数の与えられた前提から先験的な手段で作り上げられるのである。〔…〕理想型の性質からわかることは、このものはさしあたり何の経験的な意味もないが、これは尺度となって、これによってわれわれが実際の各症例を測るのだということである。この症例が理想型に当てはまるかぎりにおいて、われわれはそういう症例がわかる。〔…〕理想型というものがさらにわれわれに可能ならしめることは、具体的な精神的状態や発展を限りなくばらばらに数え立てるのではなく、理想型としての関連が実際あればそれを見つけて整理をつけ意味を見出すということである。才能のある記述者と、客観的なやり方だとふれて、ただ数えたて並べるだけの病歴書きとのちがいは、前者は本能的に理想型を使うことであるが、この方が客観的でないことになるということは少しもないのである。

理念型は、症例を測る物差しのような役割を果たすということ、その物差しで測ることができた時に限り症例のある一面がクローズアップされ、われわれの思考の中でその症例が整理されることが述べられている。最後にある「才能ある記述者」と「病歴書き」との対比は興味深い。皮肉なことに、「客観性」を重視する現代精神医学は、DSM分類や構造化面接あるいは症状評価スケールなど、「数えたて並べるだけの病歴書き」になることを推奨しているようにみえなくもない。

一つ症例を挙げてみよう。抑うつと虚無感を主訴に受診した三〇代前半の女性である。この女性に、境界性パーソナリティ障害という類型を近づけてみる。すると幼少時の不幸な生活歴、オーバードーズやリストカットのエピソード、異性関係が長続きしないこと、転医を繰り返していることが、その診断に照らし合わせてみるなら意味ある所見として浮かびあがってくる。そこで主治医は境界性パーソナリティ障害の診断を下し、治療方針は精神分析を中心とした精神療法にしようと決定する。それと同時に、その精神療法は時間がかかり一筋縄ではいかないかもしれないと予測する。そう簡単には語りつくせない、錯綜した人生の歴史のうち特定の要素が、類型によってクローズアップされ、限られた分量の記述に整理・要約される。それによって、症例の構造が明らかになり、それに基づいた治療方針が決定する。さて精神療法がスタートしてみると、案の定、患者は相変わらず情緒不安定で、毎回の外来はさながら戦場のようである。主治医はそこでふとこう思う、「待てよ、この症例は本当にパーソナリティ障害なのだろうか、もしかすると慢性的な気分障害の可能性はないだろうか」と。そう思って現病歴を整理し直してみる。人間関係をめぐる一つひとつのエピソードは背景に退き、大きな気分変動の波があるのではないか、それを把握してみようとする。そうしてみると、今度は「彼女は慢性的な抑うつ状態にあるな」と思う。「異性関係が続かないのは、もしかすると気分の問題ではなかろうか。よくみると同じような時期に金銭の乱費があるし、外来でのイライラした様子も躁うつ混合状態と見えなくもない……」と考える。もちろん明らかな躁病エピソードはないのだが、異性関係が派手になる時期や金銭の乱費は軽躁ではなかろうか。主治医がその時、物差しとして使っていたのは双極Ⅱ型障害である。そして主治医は患者にこう伝える、「これまであなたの苦しみはパーソナティの問題だと考えていたけれど、双極Ⅱ型障害という病気が原因だとわかったよ。これからは精神療法ではなくて薬物療法でやってみようと思う。あなたに合った薬を一緒に探しましょう」。病名が変更され、治療方針も精神療法から薬物療法へと大きく舵を切ることになった。

この境界性パーソナリティ障害から双極Ⅱ型障害への診断の変更は、近頃よく耳にする。だが、不思議とその逆は聞いたことがない。これはどうしたことだろうか。境界性パーソナリティ障害の特徴の範囲がずっと広く、さまざまな程度の抑うつという症状に埋没してしまうことも一因かもしれないが、それだけではなさそうである。これは、それぞれの概念が理念型でそれを物差しのように使って診断をしているのだが、どの物差しを使うかはもっぱら主治医に委ねられているということと深い関係がある。主治医が患者の問題をどう考えようとするのか。たとえば簡単には好転しない「疾患的でないもの」ではなく、治療可能な「疾患的なもの」として患者をみたいと思うことがある。お互いの緊張を強いる精神療法の場よりも、身体に合った薬を探そうとする共同作業に切り替えたいという、決してあからさまにはならないが、あってもおかしくないような主治医の願望が働くこともあるかもしれない。それを非難するつもりはないのだが、理念型は物差しのように使われるということ、どの物差しを当てがうかはもっぱら主治医に委ねられているということは頭の片隅に置いておくべきだろう。そして、この理念型を使った診断は、他の身体医学にはない予想外の社会現象を引き起こすこともある。

精神障害の流行、自己暗示・自己診断の問題

精神障害には流行があることをご存知だろうか。もちろんインフルエンザのように人から人へと感染するわけではないが、精神障害にはちょっとしたブームのようなものがいつの時代にもある。記憶に新しいものを列挙すると、ドメスティック・バイオレンスや性的虐待が世間で注目されると心的外傷後ストレス障害（PTSD）が話題に上った。猟奇的な殺人事件の犯人が奇妙なことを言い始めて、多重人格が話題にのぼったこともある。空気が読めない「KY」はアスペルガー障害と関連づけられたし、片づけができないといえば注意欠如・多動性障害が盛んにメディアで取りあげられた。少し前には双極Ⅱ型障害が、最近では発達障害が大ブームである。過重労働からの自殺、リストラ、ハラスメントといった社会的背景からは、ずいぶん

と長く「うつ病」が流行している。身体医学では疾患の診断の決定打は身体的検査所見であるので、このようなブームが生ずることはない。こういった精神障害の流行は、精神医学が理念型を診断に使っていることから派生する特有の社会現象といってよいだろう。

ここでは理念型を使うのは精神科医ではなく一般人であったり、それを拡散しようとするメディアであったりする。たとえば会社で「君はKY、空気が読めない人だね、ひょっとしたらアスペルガー障害ではないか」と言われたとする。このIT社会なら診断基準にアクセスするのは簡単で、その文言は高校生程度の知識で十分に理解できる。KYと呼ばれたその人は、自分にアスペルガー障害の診断基準を物差しのように当てがってみる。自分の中にそういう傾向があるのではないかと、くまなく探してみようとする。その気になれば、誰でもそれらしい特徴を自分の中に見つけ出すことは難しくない。人はそうする時はたいてい、診断基準のハードルを少し下げて自分に当てはめようとする。そして自分はアスペルガー障害だと思い込んでしまう。これが自己暗示・自己診断の問題で、メディアで盛んに取りあげられるようになると、自己診断する人が増え、やがては流行というほどのブームとなるのである。この問題については第7章でもう一度取りあげることにしたい。ひとまず精神医学で使われている類型に話を戻すことにしよう。

モデル症例によって導かれる理念型

精神医学における理念型である類型（以下、単に理念型と略す）について、いくつかの側面から論じたい。

理念型には、それが導かれた実在するモデル症例がある。たとえば、コンラート[11]の「統合失調症のはじまり」には症例ライナーが、ブランケンブルク[6]の「自然な自明性の喪失」には症例アンネ・ラウがあった。クレペリンの早発性痴呆にも、ブロイラーの統合失調症にも、彼ら自身がじっくりと観察した症例があるだろう。提唱者は、実在するモデル症例の徹底的な臨床観察を通じ、これが本質であると直感的に感じ取った特徴を抽出し、これらを組み合わせ、一つの類型が作りあげられる。それは抽象化・概念化されたものである。いくつかの特徴・症状が揃ったら○○と呼ぶという約束事だが、できあがった類型は、その特徴以外のものはすべて捨象されているという意味で、もはやモデル症例そのものではない。実在する活きた症例ではなく、それ自体は思考によって組み立てられた虚構という性質をもつ。その一方で、できあがった類型は、モデル症例には何の矛盾もなくピタリと当てはまるもので、架空、実在しないものと断ずることもできない。モデル症例に基づく理念型は、概念（理念）の側にも実在の側にもどちらにも引き寄せることができる。ひとまず精神医学における理念型とは、実在するモデル症例に基づいた観念的な虚構（約束事）と表現するのがよい。

理念型は仮説そのものか

理念型そのものは、それを観念的虚構であると認識している限りは仮説ではない。たとえば、ある患者について「この症例はわれわれが非定型精神病と呼んでいる類型（理念型）によく一致している」と述べたとするなら、聞き手は非定型精神病がどのような類型であるかを知っていれば、たちどころに次のように推測するだろう。「このような症例は全体の経過は躁うつ病のような病相性あるいは挿話性の経過をたどり、一つひとつのエピソードは躁・うつでは説明できず、時に意識変容や緊張病症状、激しい興奮、統合失調症でみられる症状などが混在する。しかも統合失調症とは違って完全寛解する経過をたどる。なぜか心因を契機に発症することが多く、これまたなぜか脳波異常がみられることが多い」と、その症例の概要を理解することができる。これは仮説ではなく、症例についての客観的事実を述べたものである。症例を記述したり、情報共有したりするための道具としての側面は、理念型の最も重要な役割である。複雑多様で捉えどころのなかった症例に、理念型を物差しのように近づけることによって、その症例のいくつかの特徴がクローズアップされる。それによって症例が整理され、よりよく理解することができる。それを手がかりに治療計画を立てることもできる。ここまでの理念型の役割には、仮説的な部分は含まれていない。

ところが、ある類型を対象にして、その身体的原因を探そうとする時には、これとは事情が異なる。そこでは、（暗黙裡にだが）その類型が概ね均一（homogenous）な実体として存在している（形而下に実在する）ことが前提となる。観念的虚構であるはずの理念型が、実在するものであることが前提となる時、理念型は初めて仮説となる。遺伝子研究や脳科学的研究においては、類型はもはや患者を測るための物差しではなく、患者の身体に実在するものと仮定されていて、その身体的基盤を見つけ出そうとしているわけである。ここでは類型は、道具ではなく目的そのものである。うつ病のセロトニン仮説や統合失調症のドパミン仮説はそれ自体が仮説であるが、それぞれの理念型によって集められた標本を均一な実体とみなすことを前提としているので、ここでの理念型はやはり仮説である。

精神症候学によって構成される理念型は形而上の水準で定義されたものであるから、そこから身体的なもの、つまり形而下にあるものと関連づけようとする時には仮説となる。これはＤＳＭにおいて、各類型（およびその診断基準）は作業仮説であると述べられていることと無関係ではない。このような実体を想定した仮説的側面は、社会科学にはない精神医学固有の理念型の特徴といえるかもしれない。それは取りも直さず、精神医学が一方で人文科学・社会科学的側面をもちながら、他方で自然科学的側面ももつという特殊な事情による。前述の「脳と心の関係」がその事情を端的に反映している。

カテゴリーの妥当性問題が見落としていたこと

精神障害の類型の身体的基盤を追究する際、形而上から形而下へとわれわれの関心が移ること、形而上で定義されたものと形而下にある実在とを関連づけようとすること——という本質を棚上げにして、問題は個々の類型の具体的な定義の仕方にあるとみなすのがカテゴリー（類型）の妥当性問題（validity problem）である。精神医学におけるカテゴリーの妥当性問題とは、症候学的に定義されたそれぞれの類型の間にはっきりとした境界（natural boundary）があるかどうかというものである。DSM－Ⅲ以降の精神医学は、さまざまな validator を使って統計学的に明らかになる zone of rarity を証明することで、真に妥当な類型が見つかるはずだと考えてきた(26)。妥当性のあるカテゴリー（類型）を確立することは、類型の背景にある身体的基盤の解明には必要不可欠な条件だろう。妥当性のあるカテゴリーの確立なくして、この目標を達成することはできない。そして、その成果がなかなか上がらないことを類型の定義の仕方の問題とみなし、DSMは繰り返し改訂を重ねてきたとみることもできる。結局はこの妥当性問題を解決することができないまま、DSM－Ⅲからすでに四〇年近くが経とうとしている。DSM－5の発表に合わせるように飛び出したインセルの脱DSM－5宣言は、まさにその点を突いているのである。

ここで忘れ去られていた（あるいは、棚上げされてきた）ことが、理念型を実在とみなすこと、つまり形而上から形而下へとわれわれの関心が移動するその仮説部分である。身体医学においても、類型・症候群は存在するのだが、その構成要素はおしなべて形而下にある。これらは必ずその背景にある疾患単位と因果的関連があって、科学検査技術の進歩により、次々と疾患単位が確立していった。しかし、精神医学の歴史はそ

表 3-1　精神医学における理念型のタイプ[29]

(1) 了解的関連によって結びついているもの
心因反応（適応障害、PTSD を含む）
詐病
うつ状態、躁状態の諸特徴
メランコリー親和型性格と前メランコリー状況（テレンバッハ）
(2) 了解的関連を含まず同時発生的に繰り返し観察されるもの
統合失調症における基礎症状と副次症状（ブロイラー）
一級症状（シュナイダー）
初期統合失調症（中安）
非定型精神病
統合失調症のはじまり（コンラート）
(3) 理性により理論的に作りあげたもの
混合状態（クレペリン）
統合失調症における一次症状と二次症状（ブロイラー）
エディプス・コンプレックス（フロイト）
メランコリー論（テレンバッハ）

うはいかなかったことは先に述べた通りである。精神症候学によって定義された類型が、そのまま一つの疾患単位として確立したことはただの一度もないのである。精神医学と身体医学の対象とする類型には本質的な違いがある。それは、精神医学における類型概念は形而上に定義された理念型であるということに他ならない。

精神医学で使われる理念型にはどのようなものがあるのか

精神医学における理念型は、大きく三つに分けられる（表３－１）。最もよくあるのは臨床的に観察されるいくつかの特徴をまとめて、一つの類型を作るものである。これはさらに二つに分けることができる。一つはそれぞれの特徴が了解的関連によって結びついて把握できるもの、もう一つは了解的関連を含まず、いくつかの要素が同時発生的に繰り返し観察されることから導かれたものである。そしてこれら二つとは違って、もっぱら理性によって理論的に作りあげられたものがある。具体的にみてみよう。

(1) 了解的関連によって結びついているもの

たとえばICD－10の気分障害のうつ病エピソードは抑うつ気分から、躁病エピソードは高揚気分から、それぞれの特徴は了解的関連から自然とまとめられたものである。心因反応、適応障害、体験反応といった概念は了解的関連そのものである。パーソナリティ障害の諸類型、摂食障害もまたそのような了解的関連で理解できる。「疾患的ではない精神障害」の類型はここに当てはまるものが多い[33]。単に了解的関連というだけでなく、反社会性パーソナリティ障害のように社会的価値と深く結びついている類型がある。われわれは「精神障害があるから、社会適応が悪いのである」と考えがちだが、事実はその反対で、「社会適応が悪いから、精神障害として取りあげられている」のである。そのような類型はみな、何らかの理由で社会適応の悪い実例から導かれたものばかりである。

(2) 了解的関連を含まず、同時発生的な特徴から導かれるもの

了解的関連からは理解できない、同時発生的な特徴によって構成される理念型もある。内因性精神病の領域に提唱された類型はここに当てはまるものが多い。統合失調症はその代表であるし、個々のエピソードは了解的関連によってまとめられている躁とうつについても、これらを組み合わせた躁うつ病（双極I型障害）という類型はもはや了解的関連では理解できない。他にも、非定型精神病、初期統合失調症（中安）、遅発緊張病、退行期メランコリーなどをその具体例として挙げることができる。内因性精神病以外には、自閉スペクトラム症や注意欠如・多動性障害もまたここに分類することができるだろう。

(3) 理性により理論的に作りあげたもの

理念型において抽象化される個々の特徴・側面は、臨床観察から直接的に感じ取ることができる・把握されるものだけではなく、実在する症例から離れて、理論的に思考の中で作りあげられたものもある。クレペリンの「躁うつ混合状態」という概念は、そのような理性によって生み出された産物である。混合状態は、文字通り躁とうつの混在した病像を意味するものだが、それは思考・感情・意志の三つの要素がずれて変化するために生ずるとされる。それぞれに興奮と抑制があるとみて、これらの三要素がすべて調和している躁状態とうつ状態の他に、躁病性昏迷、不安躁病、興奮うつ病、思考貧困躁病、観念奔逸うつ病、制止躁病があるとされる。混合状態として提唱された六つの類型には、実際に存在するのかどうかよくわからないものもある。躁状態、うつ状態は直接把握し得る類型だが、混合状態として提唱された類型は症例をたくさん集めていくうちに、単純でわかりやすい二つの病像ばかりではないことがわかり、そういった典型例ではない症例をどうやって躁うつ病に組み入れるかという必要性に迫られて作りあげられたものだろう。事実、最後まで躁うつ病に組み入れるべきかどうかでクレペリンを悩ませていた退行期メランコリーは、その制止を欠く不安焦燥性の病像を混合状態として説明することで、躁うつ病への帰属を理論的に可能にした。混合状態という理念型は、気分に関する幅広い病像を躁うつ病として統合するために用意されたものともいえよう。

提唱者の視点・問題意識の重要性

理念型についてもう一つ強調しておきたいことがある。できあがった理念型の具体的内容よりも、それを導き出した提唱者の視点や問題意識こそが重要だということである。そこに立つことでおのずとみえてくる景色があり、そこに理念型が立ち現れてくる。たとえばテレンバッハのメランコリー親和型性格[61]は几帳面性と対他配慮がその特徴であるのだが、それは「どのような病前性格の人が、どのような発病状況に陥り、メランコリーを発症するのか」という問題意識から導かれている。その視点は、メランコリーだけでなく統合失調症やその他の精神障害についても適用することができ、それぞれ実りある成果を期待することができる。非定型精神病は、統合失調症と躁うつ病という内因性精神病の二分法への疑問という問題意識からきている。遅発緊張病でいえば、中高年の精神病に内因性精神病と呼べるものがあるのだろうか、またそれは内因性精神病の二分法でうまく理解できるものなのだろうかという問題意識である[27]。

ある類型がなぜ導かれたのかを知るには、簡単にまとめあげられた総説で済ませてしまうのではなく、提唱者の視点はどこにあるのかということを意識しながら原文を読むことである。理念型の具体的内容よりも、提唱者の視点や問題意識のほうがより価値が高いことを強調しておきたい。

理念型の有用性

精神医学では、歴史的なものも含めれば数え切れないほどの類型が理念型として提唱されてきた。その中には役立つものもあれば、そうでないものもあるだろう。時の流れとともに自然消滅した古典的な類型は数え切れない。しかし消滅したものは価値がないというわけでは決してない。その有用性が気づかれないまま忘却されることもある。筆者にとって非常に教訓となった一つの体験談を紹介しよう。

すでに二五年以上前のことである。筆者はある入院症例の診断に苦慮していた。皆目見当がつかなかったといったほうがよい。その症例はすでに七〇歳を超えていたのだが、発病は六九歳で、それ以前に精神的異常は観察されていなかった。社会適応もすこぶる良好で、開業医の夫を支え医院を切り盛りしていた。六九歳時に舌の痛みを自覚する。原因ははっきりしないまま数ヵ月が経過し、夫が高齢のため医院を閉院した頃から、情動不安定となり、時を経ず行動がまとまらなくなった。いくつかの医療機関を受診するがどこでも診断がつかない。結局、「原因不明の認知症」の診断で筆者の勧める専門病院に転院になったのだが、その経過はどの認知症のそれとも違っていた。転院当時の症状を列挙するなら、昏迷、拒絶症、反響症状、蝋屈症（カタレプシー）そして発作的な激しい精神運動興奮である。つまり、まごうかたなき緊張病症候群が数ヵ月以上持続しているのだった。しかし、その当時の精神医学的な常識は「緊張病はもっぱら若い人に観察されるもの」であった。どう見ても緊張病症候群なのであるが、筆者には診断すること自体が躊躇われた。ましてやそれを統合失調症と診断することは、精神医学の常識を覆すようなものであった。統合失調症は青年期の発病が前提となっていて、とくに破瓜型と緊張型についてはもっぱら青年期特有の類型として知られていたわけである。中年期になって病像は妄想型に変わっていくのが統合失調症の典型例であった。その当時、筆者は中高年の幻覚妄想状態を研究対象として症例を集めていたのだが、そのような幻覚妄想症例はすでに遅発パラフレニー（late paraphrenia）として知られていた。これはその呼称（パラフレニー）が示すように人格水準の低下の目立たない幻覚妄想状態を指すもので、中年期の妄想型統合失調症の延長線上にあるものとして理解することができた。ところが目の前の症例はこれとはまったく違う。表出の異常（緊張病症候群）は明らかであったが、普通のやりとりがほとんどできず、病的体験があるのかどうかはわからなかった。

そんな時、筆者の精神病理学の恩師が偶然差し出してくれた古い論文のタイトルに目を見張った。ゾマーによるドイツ語の論文で、発表されたのは一九一〇年、そのタイトルは「遅発緊張病」[57]というものであった。初めて聞く名称であったが、それは緊張病に遅発例があるのだということを明確に示していた。目からウロコとはこのようなことをいうのだろうか。辞書を片手に苦労して読み進めてみるとその重要性はすぐにわかった。発症年齢こそ四〇代後半と若かったが、複数の症例の描写は、まさに自分の症例そっくりであったのである。さらに驚かされたのは、そのような症例を疾病分類学的にどのように位置づけるべきかという議論である。そこには三つの可能性が検討されていた。第一はその病像と予後不良例があることから遅発性の早発性痴呆とみる立場、第二は初期の不安焦燥から躁うつ病の非定型例とみる立場、そして第三はまさにその特徴ゆえに中年期に特有の精神疾患であるとみる立場である。一九一〇年当時は統合失調症はまだ早発性痴呆と呼ばれており、統合失調症と躁うつ病の二分法も完全には確立されていない時代であった。その論文には、青年期から壮年期の精神病として提唱されていた二大類型ではうまく説明できない中年期発症の症例が臨床家の注意をひいていたこと、その疾病分類学的な位置づけとして三つの可能性があることが、丁寧に論じられていた。この不可解な症例とゾマーの論文、まさに偶然というべき出会いが、筆者の遅発緊張病研究の嚆矢となった。二五年前にはこの論文は誰も振り返ることなく忘れ去られていたが、今やその類型は甦り、筆者の頭の中で症例の診断がつき、そこから治療方針がみえてきたのである。

この症例と出会ったのは精神科医になって一〇年目であったが、その当時筆者は電気けいれん療法（ECT）の経験が一度もなかった。弁解するようだが、これは筆者の経験不足というわけではない。ECTについては大学でも症例はなかったし、治療選択肢として教えられたこともなく、むしろ避けるべき治療というイメージがあった。この症例についてECTで臨もうという発想はまったくなかったのである。筆者は何人かのベテラン医師にこの症例をみてもらったのだが、そのうちの一人だけがこの症例にはECTが効くのではないかと勧めてくれた。しかしその時、筆者は「お年寄りにECTをするなんてとんでもない」と大ベテランの見解を訝しく思ったのである。彼の意見を聞いてから一年以上が経過し、患者の病状はまったく軽快せず、激しい興奮はなくなったが持続的な昏迷状態に陥っていた。四肢の関節は拘縮が始まり、仙骨部には一〇cm程度の褥瘡も生じていた。ジリ貧の経過で、ここで重い感染症を併発すればまず助からなかっただろう。そのような主治医として追い込まれていた時に、先の論文と遭遇することで、一度は拒否したＥＣＴがもしかすると唯一の治療ではないかと気づかされたのである。そして実際にＥＣＴはこの患者の命を救った。古典的な、すでに忘れ去られていた類型が、現在の臨床に非常に役立ったのである。

理念型の有用性はどうやって判定することができるのだろうか。いろいろ考えてみたが、自身の体験が教えるように、その有用性は統計学的に証明できるものではないように思える。役に立つ理念型にはいろいろな側面があるように思う。一つの物差しだけでそれを評価することはできない。思いつくままに列挙してみた。

・臨床像のイメージがわき、他と区別できる特徴を含むもの。たとえば非定型精神病や遅発緊張病といえばそれだけで臨床像と経過がイメージできる。
・治療方針や臨床上の注意点と結びついていること。たとえば退行期メランコリーは自殺のリスクが非常に高いという注意点と結びついている。
・新たな人間理解の視点を提供するもの。たとえばテレンバッハのメランコリー論がそうである。
・研究や調査の蓄積があること（二次的な付加価値）。概念そのものが大きく変化してしまっても残り続けている統合失調症はこれに当たるだろう。

精神医学は、狭義の自然科学（形而下）と多様な社会科学・人文科学（形而上）の二つの側面をもつ、特殊な医学領域である。主要な精神障害は類型であり、それは形而上の水準で定義され、一部は社会的価値と結びついているものもある。そして何よりも、これらが理念型であることを忘れてはならない。

第4章　精神障害の分類について

精神障害の三つの群

さて、ここからは精神障害の分類について話を進めよう。その前に、これまでの議論を簡単に要約しておきたい。精神医学の特徴を、身体医学との本質的な違いに注目してまとめてみると次の通りである。

- 精神障害には疾患的であるものとそうでないものとがあることを前提にしている
- 「疾患的である」指標に存在概念と了解概念を使っている
- 精神障害の分類には疾患単位と類型が混在している
- 類型は形而上の水準で定義されている
- 類型は理念型として提唱されたもので、疾患単位との関係が不明である

精神障害の疾患単位と類型の特徴をまとめたものが表4−1である。精神障害の分類を考えるうえでは、

表 4-1　精神医学における「疾患単位」と「類型」の比較[33]

	疾患単位	類　型
性　質	実　在	理念型
個々の症例への適用の仕方	であるか、でないか	どの程度当てはまるか
境　界	身体的水準での境界は明瞭	精神症候学上の境界は曖昧
喩えるならば	症例を入れることのできる「容器」 症例に「境界」を与えるもの	症例を測るための「定規」 症例に「構造」を与えるもの
診断をつけるためには	確定された症例に基づき作成された診断基準を使う	臨床診断には理念型を当てはめる 疾患診断に見せかけるためには 操作的診断を用いる

これらの身体医学との本質的な違いを十分に認識することが必要となるのだが、今日の代表的な分類であるICDやDSMには、これらが明記されていない。精神医学をめぐるさまざまな（あらゆるといってもよいかもしれない）問題は、精神医学の特徴についての認識不足から生じているように思える。ここには身体的原因追究が目的に到達しないこと、身体医学のようには診断が確定しないこと、さらには後述する精神障害の流行現象などが含まれる。

疾患単位と類型の違いをしっかりと認識した臨床的な（必ずしも原因追究を目的としているのではない）精神障害の分類が、何よりも必要である。その基本的なモデルは、実はすでにわれわれの手中にある。それが伝統的なヤスパース－シュナイダーのモデルである。その骨子をもとに、筆者と針間は臨床的な精神障害の分類を表４－２にようにまとめた[33]。精神障害は大きく分けると、性質の異なる三つの群と四つの階層に分けられる。第一群（第一層）は「心の性質の偏り」（疾患ではない精神障害）、第二群（第二層・第三層）は「内因性精神病」、第三群（第四層）は「身体的基盤が明らかな精神病」である。疾患的な精神障害（精神病）は第二層から第四層である。以下、第四層、第一層、そして第二層・第三層の順に説明しよう。ここでは第二層は非特異的内因性精神病、第

表 4-2　精神障害の 4 つの階層

	層の名称		疾患単位と類型の区別	身体的基盤	カテゴリーの性質	診断の性質
第 1 層	心の性質の偏り		疾患ではない類型	想定されない	理念型	診断とは呼べない類型学
第 2 層	内因性精神病	非特異的	疾患であることが想定されている類型	要請される	理念型	「心の性質の偏り」との境界は鑑別「診断」
第 3 層		特異的				内因性精神病の中では鑑別類型学
第 4 層	身体的基盤が明らかな精神病		疾患単位	明らかである	実在	鑑別診断

三層は特異的内因性精神病としたが、特異的という表現にあまりこだわる必要はない。伝統的精神医学は第二層を躁うつ病、第三層を統合失調症に当てたが、後述するように筆者は厳密な二分法に異を唱えている。その一方で、伝統的精神医学で使われていた診断操作を説明するために、内因性精神病をさらに二つの層に分けた。

第三群（第四層）——身体的基盤が明らかな精神病

この群は、器質性・症状性・中毒性精神病である。身体医学でいう疾患（存在概念）に相当するもので、その意味では「疾患的である」の「的」を外し、「疾患である精神障害」ということができる。アルツハイマー型認知症やレビー小体型認知症などの認知症関連疾患、出生前後の障害が明らかな精神遅滞（重度の遅滞は例外なくこの群である）といった器質性疾患、甲状腺機能障害に代表される内分泌疾患、ループス脳症、肺炎によるせん妄などの身体疾患がある。覚醒剤や大麻、ステロイドやインターフェロン、抗パーキンソン薬などの中毒性精神病もここに含まれる。

この群の精神病の代表的な病像は、急性の意識障害と慢性の認知症および人格解体である。人格解体とは、その人なりのまとまりのある人格、その人らしさが失われることをいう。解体という強烈な表現が使われているが、その程度は軽度から重度まてさまざまである。周囲がその変化に気づきやすいのは興味や関心の変化（無関心や無頓着）だろう。大好きだった盆栽の世話がいい加減になり、放ったらかしになってしまう。ファッションにとても関心があったのに、身繕いを気にしなくなり、同じ服ばかり着るようになる。食事のメニューが同じものの繰り返しになっても気にかける様子がない。前頭・側頭葉型認知症のように、その程度がひどくなれば、その人らしさという水準を超えて、倫理・道徳感の欠如と表現されるような社会的な問題行動に発展することもある。

解体に含めてもよいが、よくある人格の変化に尖鋭化がある。これはもともとの性格傾向がより強調されることをいう。この強調は、抑えがきかなくなるという形のものである。だから、優しい人がとことん優しくなるというようなものではない。少し怒りっぽかった人が以前なら腹を立てることはなかった程度の些細なことでひどく怒り出す、疑い深かった人が妄想的になる、などである。

急性の代表的な病像が意識障害だが、意識障害とせん妄を同じ意味だと誤解している若い精神科医が少なくない。せん妄は意識障害に含まれるものだが、意識障害の一つの類型にすぎない。軽度の意識混濁を背景に、幻視や不安、不穏興奮を伴う病像を指すものだが、せん妄とは呼べない意識障害もある。たとえば、活気のない、一見すると抑うつ的と見間違えられる軽度の意識障害もある。

忘れられているのは急性の意識障害と慢性の認知症以外の病像だろう。意識障害からの回復過程は必ずしも一直線でない。どの時点で意識障害から回復したのかという判断は難しいのだが、意識障害からは回復したようにみえるが、かといって元通りの精神状態でもないということがある。そのような回復過程にある病像を通過症候群と総称している。代表的な通過症候群として知られているのが、コルサコフ症候群である。記銘力障害、逆向性健忘、失見当識、作話を特徴とする症候群で、典型例はアルコール依存症の患者がビタミンB1欠乏に陥り、ウェルニッケ脳症を発症した後に観察される。アルコール依存症以外にも、前交通動脈の動脈瘤破裂で一命をとりとめたクモ膜下出血後遺症でも観察される。通過症候群とはいっても、その経過・予後はさまざまで、そこから必ず元通りに回復するというわけではない。時には重い後遺症として持続的な障害を残すこともある。通過症候群をつぶさに観察したのがヴィークであるが、コルサコフ症候群以外にもさまざまな、ありとあらゆる病像がある。(64)

誰もが関心をもつのが、身体的基盤と精神症状との関係である。そこにはある程度の傾向を指摘することはできるのだが、この精神症状があればその身体的基盤がわかるというような特異的な関連があるのかといわれると、そうではない。たとえば、甲状腺機能亢進症は幻覚妄想や躁状態を来すことが多いが、一見すると情緒不安定なパーソナリティ障害のような病像をとることもあれば、比較的稀だが抑うつ病像を観察することもある。こういった精神的病像の違いは、甲状腺ホルモンの絶対的な数値とは直接的な関係がなく、それだけではどうしても説明することができない。ステロイド精神病についてもこれがよく当てはまる。ステロイドの投与量と精神的病像の種類との関係はよくわかっていない。覚せい剤などの薬物中毒についても同じことがいえる。身体疾患や中毒性物質の存在は、精神病の発症を説明することはできるが、その精神的病像の種類や具体的内容については、身体疾患や物質の水準では説明ができず、個体にあるそれ以外の何かが関係しているとしかいいようがないのである。これらの問題を取り扱ったボンヘッファーの外因反応型、(9)ヴィーク通過症候群、(64)M・ブロイラーの内分泌精神症候群(8)といった歴史的研究は、一つの「疾患単位」に、特異的に対応する精神的病像はないということを証明している。この群の精神障害については、精神症候学、精神病理学だけで診断をつける（身体的基盤を同定する）ことはできない。診断のためには、身体的検査が必要となる。中毒を除くそれぞれの身体疾患には身体的水準での診断基準があり、これを厳密に当てはめることで診断をつけることができる。

第一群（第一層）――心の性質の偏り（疾患的ではない精神障害）

疾患的ではない精神障害のグループを、ここでは「心の性質の偏り」と呼んでおきたい。精神生活に大きな変化があってもそれは意味ある変化であって、生活発展の意味連続性の中断を来さない、つまり全体としては意味連続性が一貫して保たれているものである。生来性の偏りもまたここに含まれる。

性質や反応の仕方の異常は常に相対的な意味でしかなく、健常者との間に明確な線を引くことはできない。正常心理の延長線上にあって、その偏りとしか表現しようのないものである。疾患的ではない精神障害とは、従来の表現を使うなら生来性、心因性・反応性、人格の発展とみなされるものが含まれる。これまで使われてきた病名としては、軽度から中等度の精神遅滞（明らかな身体的基盤が見つからないもの）、発達障害、注意欠如・多動性障害、パーソナリティ障害、急性ストレス反応、適応障害、心的外傷後ストレス障害、摂食障害、依存症、神経症全般、性に関連するさまざまな異常、衝動制御障害などが挙げられる。

この群の患者については、われわれは「精神障害があるから社会適応が悪い」と考えがちだが、前章でも述べたように事実はその反対で、「社会適応が悪いから精神障害として取りあげられている」のである。一つひとつの類型がどのように精神障害として認識されるようになったのかを振り返ってみればよくわかる。たとえばギャンブル障害はどうだろう。競馬やパチンコなどのギャンブルは、そもそも大勢の人がそれにはまるように仕組まれている。そのような魅力的な仕組みがなければ商売として成立するはずがない。ギャンブルにはまってしまった人々の中に、借金で身を破滅させる人が出てくる。それが世間で話題に上るようになり、そのような人をつぶさに観察してその特徴が抽出され、ギャンブル障害が提唱される。最近で似たようなものを挙げるなら、ゲーム障害だろうか。精神障害に認定するかどうか、その決め手となるのはゲーム障害なるものがどれくらい社会に悪影響を及ぼしているのかである。鉄道マニア、レコードマニア、車マニア等々、世の中にはたくさんのマニアがいて、時にその趣味が身を滅ぼすこともある。はまるという意味では、ゲームもその中の一つにすぎないのだが、とくに若者への社会的な（主に学業への）悪影響の大きさは、その対象となる人口や年齢を考えると、他のマニアと比べて深刻であることは間違いない。身を滅ぼすといったが、当の本人の受け止め方はさまざまであろう。心から後悔する者もいれば、自分は道を究めただけと開き直る者もいるかもしれない。もちろん資産があって身を滅ぼすことがなければ、そもそも障害としては扱われない。また、ほんのごく一部のゲームマニアの中には、膨大な時間とお金を費やしながらも、ゲーム大会に参加して賞金を稼ぐことで生計を立てている者もいる。そのような人は、世間からは羨望のまなざしが注がれ、みずからを誇りに思い、もっとその道を究めようと考える。彼らは決してゲーム障害とは診断されない。ゲームに費やした金額や時間が問題なのではない。身のほどを知っていれば（社会的適応に支障を来さない限り）、そして自分がそれに悩んでいなければ、いくらお金をつぎ込んだとしても精神障害とはみなされない。

ある類型が提唱されるようになった、そもそものモデル症例は、例外なく、その特徴ゆえに社会適応に支障を来しているものである。この群の類型は、常に社会的価値と深く結びついていることを強調しておきたい。社会的価値観が時代によって変化すると、それまで精神障害として扱われてきたものが、そこから外されるということも起こり得る。同性愛はその代表的な例である。アスペルガー障害のように社会的認知が急速に進むと、ブームのような現象が起こる。それが思わぬ社会的な混乱を招くと、概念そのものの撤廃を余儀なくされるという事態に陥ることもある。この群は、個人の生育歴・生活史が重要なのだが、その背景にある文化、時代、世代、世相といった社会的要因の影響を強く受けている。この領域の精神障害の類型は、精神医学の社会科学的側面の色合いが濃いものである。

第二群（第二・三層）——内因性精神病

精神医学に課せられた最も重要なミッション

「疾患的である精神障害」つまり精神病のうち、身体的基盤がいまだ明らかではないものを内因性精神病と呼ぶ（総称する）。第三群は身体的基盤が明らかであるから文句なく疾患とみなすことができたが、内因性精神病に含まれる類型は身体医学と同じ水準の疾患としては確立していない。その違いをはっきりさせるなら、内因性精神病は「疾患である精神障害」ではなく、あくまで「疾患的である精神障害」である。

内因性精神病をまさに疾患的であると認識する根拠は、その時々に明らかになる断片的な身体的異常やそれを示唆する何かではなく、精神病理学的な特徴から導かれるものであることは先に述べた。その身体的基盤が明らかになれば、内因性精神病ではなく第三群に鞍替えすることになる。あらゆる疾患は身体に宿るものであるという大原則に照らし合わせるなら、「疾患的である精神障害」には身体的基盤がなくてはならない。それゆえシュナイダーは内因性精神病には身体的基盤が要請されている・仮定されていると表現した。この領域の類型はすべて理念型だが、われわれはその背景にある身体的基盤を見つけ出そうとしている。社会科学的方法論を出発点としながら、自然科学的方法論を駆使することでしか、そのミッションは達成することができない。第三群は身体医学つまり自然科学的側面が、第一群は社会科学的側面が前面に出ているのだが、この第二群は社会科学と自然科学が必然的に交錯する、精神医学ならではの独特な位置を占めている。

統合失調症の身体的基盤の追究は長い間、精神医学に課せられた最重要課題であった。あえて過去形で書いたのは、知らず知らずのうちに事情がだいぶ変わってしまったからである。そのミッションは依然として達成されていないにもかかわらず、不動と思われた統合失調症の地位が危うくなっている。

内因性精神病は特別な領域である

「あなたはどうして精神科医になりたいのか」とフレッシュマンにその理由を尋ねてみると、いろいろな答えが返ってくる。「産業メンタルヘルスに関心がある」「児童思春期の精神障害にかかわりたい」「ひきこもりの問題を解決したい」「ハラスメントで苦しんだ友人がいて、そういう人を助けたい」「認知症の専門家になりたい」「脳科学の研究をしたい」「認知行動療法に興味がある」など、一人ひとりさまざまである。精神医学の裾野はたしかに広い。それは、疾患的であるものだけでなく、疾患的ではないと考えられているものにまで、精神医学が積極的なかかわりをもっているからに違いない。それに応じて若者が精神医学に対してさまざまな関心を寄せるのはよくわかるし、大切なことだとも思う。しかし、振り返ってみると自分のフレマン時代は違っていた。三〇年以上前は、精神科医になる動機のトップは他ならぬ統合失調症であった。その当時は、発達障害や産業メンタルヘルスを口にする者はほとんどなく、うつ病や躁うつ病でもなく、何よりも統合失調症であった。幻覚妄想状態や荒廃状態にある統合失調症の患者を前にすると、これほど明らかな精神的異常があるのに、CTスキャンや脳波・髄液検査でも、剖検脳の肉眼的・顕微鏡的検査においても、脳に決定的な異常所見が見つからない。それ自体が不思議であり、そこに何かとても大切なことが隠されているように感じられ、その治療や原因追究にかかわることこそが、精神科医の最も重要な使命であると誰もが感じていたに違いない。その当時、精神科医になることとは統合失調症にコミットすることであった。統合失調症の地位は不動であるように思われたのだが、今や精神科医になる動機として統合失調症を挙げる人は珍しいというくらいに少ない。

いったいいつから変わってしまったのだろう。気がついたらというように徐々にではあったが、精神医学はこの四〇年で大きく変化した。伝統的精神医学が退き、米国精神医学とくにＤＳＭ分類がわが国に浸透し始めてからのことである。ＤＳＭを眺めてみれば、疾患的であるものもそうでないものも、何の注釈もなしに disorder として、すべての精神障害の類型が並記されている。認知症、統合失調症、発達障害、パーソナリティ障害等々、すべてが少なくとも分類学上は等しく扱われているのである。果たしてこれでよいのか、精神医学は正しい方向に進んでいるのだろうか。

内因性精神病とくに統合失調症は、現在でも精神医学の全エネルギーを注ぐべき最も重要な対象である。統合失調症だけを特別視することはおかしいという意見もあるかもしれない。診断や病名に学問的な優劣をつけるべきではなく、等しく考えるべきであるということは当然である。脳科学者はそう主張するだろう。どの精神障害も結局は脳の障害なのだから、ただその原因が現時点でわかっているものとそうでないものがあるだけの話で、それも近い将来解決していくのだと彼らはいう。しかし、臨床家はそう考えない。統合失調症は特別な一群であるという主張は譲ることができない。それは、統合失調症患者の精神内界を理解すること特有の難しさに理由があるのかもしれない。誰だって他人の心の内をつぶさに知ることはできない――そのような不可知論を主張しているのではない。統合失調症患者の訴えの中には、健常者が追体験することのできない体験が含まれている。「自分が何かを考えるとすぐさま周りが反応する、自分の考えがしゃべってもいないのに伝わってしまう、ここにいる人だけでなく世界中に知れわたってしまう』。これは考想伝播と呼ばれる、統合失調症に特徴的とされる病的体験である。こう伝えられた私たちは、この体験がいったいどんなものなのか想像してみようとする。すると「考えた途端に周りに伝わっちゃうわけね……それはつらいよね」と、患者の言葉をおうむ返ししている自分がいる。本当にそうだったら、さぞかしつらいだろうとは思うのだが、しみじみと痛いほどよくわかったかといえばそうではない。「あんなに仲のよかった彼女に振られたわけね……それはつらいよね」というようなわかり方の水準にはまったく到達していない。なんとか思い描こうとするが、それがいったいどんなものなのかはよくわからないままである。

シュナイダーの一級症状に限らずいえることだが、病的体験は患者にとってもまったく新奇な体験として現れるということに注目したい。患者はみずからに初めて起きていること（感じていること）を懸命に伝えようとしている。それは日常生活用語を使ってのことである。病的体験を説明するための、適切な表現はあらかじめ与えられてはいない。統合失調症だけでなく内因性うつ病についても同じことがいえる。「『気分が憂うつ』というのは、何か理由があって落ち込んだりする時のそれと同じですか」「『お腹のあたりが気持ち悪い』というのは、体調を崩した時の吐き気と同じですか」と尋ねてみる。すると患者は口を揃えて、「いいえ、それとは違うんです、なんていうか……気持ち悪いとしかいえないんだけど、普通のやつとは違うんです」と返答する。そこには常に、言語による表現可能性という壁がある。われわれは、内因性精神病患者の体験を、訴えを、どれだけ本当に理解できているのだろうか。みずから問いただしてみると、目の前にいる患者がわれわれとは遠く離れていることに気づかされる。感情移入によってわれわれの手の届くところにはいない。内因性精神病はまったく独自の特別な領域であるという主張はどうしても譲れないのである。

内因性精神病の二分法

内因性精神病にはどのような類型があるのか。よく知られているようにクレペリンは、この領域を大きく二つに分けた。それが早発性痴呆（後の統合失調症）と躁うつ病で、これを内因性精神病の二分法（dichotomy）と呼ぶ。彼自身はこれら二つを疾患単位として確立することを目指していたが、晩年にはその疾患単位論はトーンダウンしている。ヤスパースとシュナイダーもこの二分法を踏襲しているのだが、ヤスパースは先に述べた通り理念型であることを指摘しているし、シュナイダーは統合失調症について、実在を示す「である（sein）」ではなく、「呼んでいる（heissen）」という表現を当てている。彼らはこの二つが疾患単位ではなく類型（理念型）であることを十分に認識したうえで、この二分法以外の適切な分類がないからこの考えを支持していたといってよかろう。そして疾病性の深さにより、躁うつ病をより軽いもの（第二層）、そして統合失調症をより重いもの（第三層）と位置づけた。

疾患単位の確立を前提としていたクレペリンと、理念型であることを理解していたヤスパースとシュナイダー、両者の認識の違いは見逃すことができない。後者が正しいことは明らかなのであるが、歴史を振り返ってみると精神医学全体はクレペリンの疾患単位論が優勢であり続けた。それは精神医学の最重要課題、そのミッションを考えれば納得がいく。二つの類型の背景にある身体的基盤を探し出すというミッションは、二つの類型の実在を前提とせざるを得ない。必然的に疾患単位論に傾くはずである。そうやって精神医学はその歩みを進めてきたわけで、それ自体は批判されるべきことではない。しかし、先に述べたインセルの「脱DSM－5宣言」に象徴されているように、今や実在を前提とする二分法には大きな疑問符がつけられた。

先入観と還元主義

二つの類型の実在を前提とする二分法には大きな弊害もあった。どのような定義を使おうと、二大類型はどちらもカバーする領域が広すぎた。疾患単位論を掲げたクレペリンでさえ、青年期までは有効であった二分法が、中高年になるとうまく当てはまらないことに早くから気づいていた。シュナイダーに至っては、「内因性精神病の領域にあって、典型的な循環病を除いたものを統合失調症と呼ぶ」と述べているように、統合失調症を積極的に定義することを断念している。ＩＣＤにせよＤＳＭにせよ、統合失調症はいくつかの症状の組み合わせで診断できるもので、必要不可欠とされる共通症状を定めていない。その結果、相当かけ離れた病像を一つの大類型にまとめざるを得なくなっている。もはや病名を聞いただけでは、患者の呈してきた症状や現病歴を簡単にイメージすることが難しくなっている。

内因性精神病の領域にはこれまでにもたくさんの類型が提唱されてきた。その多くは歴史の中に埋もれ、今や忘れ去られてしまったものばかりである。統合失調症と躁うつ病の二分法（正確にはその実在）を前提とすれば、新たな類型が提唱された時、必ずその次に続く問いは「その類型は統合失調症なのか、躁うつ病なのか、それともこの二つとは別のものなのか」ということである。ひとたびそれがどちらに含まれるか言及されると、やがて二大類型の中に埋没し忘却されてしまう。行きすぎた還元主義である。精神障害の類型が理念型であることに繰り返し注意を促している筆者でさえ、二〇〇〇年頃までは、二つの疾患の実在を信じていた。それが観念的虚構であるなどと考えて、その存在を疑うことはなかった。この二分法は世界の精神医学の中で動かしがたい事実といってもよいくらいに浸透し、相当長い期間にわたってそのように扱われてきたのである。

筆者は一九九六年に遅発緊張病の症例報告[32]をしたのだが、その際にはやはりその疾病分類学的な位置づけについて意見を述べなければならなかった。そして悩みながらも、遅発緊張病は統合失調症圏にあると記した。やがて耳に入ってきたのは「遅発緊張病は躁うつ病患者でもみられるのではないか」という意見である。「統合失調症圏と位置づけたのは間違っていたのではないか」とみずからの考えを真剣に疑ってみたものである。精神障害の類型が理念型であることを知ったのは、ずっと後のことである。理念型の性質を考えれば、「遅発緊張病は統合失調症なのか、それとも躁うつ病なのか」という問いの立て方そのものがナンセンスなのである。遅発緊張病も統合失調症も躁うつ病もそれぞれが違った視点から導かれた観念的虚構なのであるから、この問いには答えようがない。この問いは次のように表現してやっと意味をなす。「今まで躁うつ病としてフォローしていたある患者が、ある病相に際して緊張病症状を呈した。するとこの患者の診断は躁うつ病のままでよいのか、それとも統合失調症と呼ぶべきなのか、あるいは独自に緊張病と呼ぶべきなのか」。筆者は二〇〇九年に退行期メランコリーについての論文[31]を発表したが、そこでは退行期メランコリーという類型が理念型であるという、至極当たり前のことにあらためて注意を促した。

内因性精神病領域にある類型で筆者がよく使うものを列挙してみよう。初期統合失調症（中安）、非定型精神病、セネストパチー、皮膚寄生虫妄想、遅発パラフレニー、遅発緊張病、退行期メランコリー、仮面うつ病などがすぐに思い浮かぶ。これらは統合失調症や躁うつ病に比べるとずっと狭い概念で、それゆえに一つの病名がつくことで、症状構成・経過・予後などをある程度は推測することができる。つまり、その概念を知っていれば情報共有に非常に役立つのである。内因性精神病は二つだけの疾患単位で構成されているという先入観と、それに基づく還元論は必ずしも有用ではない。この領域はいくつかの類型によって整然と区分けできるものでもない。どの類型が残り、またどの類型が消えていくかについては、適当な物差しがあるわけではない。ここでは内因性精神病（第二群）を非特異的（第二層）、特異的（第三層）と二つの層に分けるが、特異性はあくまで相対的な意味しかなく、表4－2にあるように、その境界は点線で表現されるべきものである。その意味では単に第二群とするだけでもよいのだが、伝統的精神医学の二分法との対応関係を考えて、この群を二つの層に分ける。伝統的精神医学の二分法を適用する場合は、第二層は躁うつ病に、第三層は統合失調症になる。

第二層——非特異的な内因性精神病

この第二層は内因性精神病のうち、横断面の状態像や語られた個々の症状が非特異的で、第一層と区別することのできないものである。この層の最も重要な類型は（内因性）うつ病であるが、それだけでなく非特異的症状で構成される内因性精神病のための階層とみたい。一見すると「反応」のようでありながら、精神病とみるべき類型がある。たとえばパラノイアあるいは敏感関係妄想をここに位置づけてみてもよかろう。

パラノイア問題

かつてパラノイア問題という、精神医学の重要な問題提起があった。クレペリンは、広義のパラノイアのうち、心因がはっきりと認められるものを好訴妄想として心因性疾患に位置づけ、心因がはっきりしないものを真性パラノイアと呼んで区別した。パラノイア問題とは、この真性パラノイアをめぐる議論である。それは本当にあるのだろうか、もしあるとすればそれは精神病なのか、それとも人格の発展とみるべきか。これは了解概念を「疾患的であるか、ないか」の基準にした場合に必ずぶつかる壁である。パラノイア問題は結論が出ないまま時は過ぎ去り、今や学問上ほとんど振り返られることもなくなってしまった。しかし今日においても、精神鑑定の実務（責任能力判定）の中でこの問いにどう答えるのかは、鑑定医や法曹にとって悩ましい問題であり続けている。ここではそのような鑑定例（恋愛妄想の一例）を紹介しよう。症例は個人を同定できないように改変してある。

ストーカーで逮捕された四〇代の女性。かつてはホステスで、ある有名企業のお偉方に囲われた愛人であった。相手はもうすぐ八〇歳に手が届こうとする老人である。彼女は、彼の社会的地位と自分との落差をよく理解し、自分は日陰の存在で終わるものと思っていた。

相応の経済的援助を受けていたのだが、彼が役職を退く際に、この愛人関係も終わりを迎える。彼女は生活のために再びホステスを始めた。するとある時期から無言電話が入るようになったという。彼女は、もしかすると無言電話は彼の仕業ではないかと思った。実は彼女が「無言電話」と表現しているものの中には、彼女が受話器を取らずに切れてしまったものも含まれている。無言電話だけでなく、友人や家族と電話していると、会話の途中に奇妙な雑音が入ることにも気がついた。彼が電話を盗聴しているに違いないと思った。無言電話や盗聴は彼が自分のことを諦めきれずにいるためで、遠くから自分を見守ってくれているのだと確信した。彼女はその後何回か転職するのだが、いろいろな問題で仕事は長続きしない。彼が、自分がホステスをしていることが気に入らないから、いろいろな策をめぐらせ辞めさせようとしているのだと彼女は思うようになった。そこで彼女は盗聴されていることを逆に利用することを考えつく。一一七の時報の電話サービスに電話をかけ、そこで彼に向かってイエスかノーで答えられる質問を投げかけるのである。そして返答についても、無言電話の時間や呼び出し音の数で判断していた。たとえば、「あなたは私との結婚を望んでいるか。もしイエスなら呼び出し音は五回以上にしてください」と言うのである。非常に奇妙な光景だが、彼女はこのような形で彼とコミュニケーションが取れていると信じていた。たくさんのやりとりを通じて、彼女は自分がどう行動すべきか一つの決断を下した。ホステスだけでなくすべての仕事を辞めること、さらにはホステスで稼いで購入した物品は汚らわしいものだからすべて処分すること。そして、身一つになって自分のもとに来てほしいと彼が願っているのだと信じてしまう。彼はもちろん、彼女がそのように考えて行動していることなど露ほども知らない。

事件に発展するのは、彼女が彼の自宅を頻繁に訪問するようになってのことである。彼の部屋の外窓の障子の開き具合が合図になっていると、彼女は例のコミュニケーションを通じて信じていた。当然のことだが、彼女が訪問しても門前払いとなることが繰り返され、やがて警察が介入することになった。ストーカー規制法の対象として警告を受けたが、彼女の付きまといは一向にやむことはなかった。彼は自分の愛を試している、これくらいのことで負けているようでは真実の愛ではないと、彼が私に言い聞かせているのだという。彼女は逮捕されたが、その言動から直に精神障害が疑われ、二回の措置入院となる。診断は最初が妄想性障害で、二回目は統合失調症となっていた。三回目の逮捕の際に、起訴前本鑑定が行われることになった。会ってみれば、一連のことを話さなければ、ごく普通の女性である。いわゆる陰性症状めいたものは微塵も感じさせなかった。彼との関係について、「そう簡単には信じられないでしょう」という含みをもたせて語っていた。彼に愛されている、彼が自分との結婚を望んでいるという確信に揺るぎはなかった。その考えに不都合な現実は無視されるか、「愛の試練」という文脈で解釈され続けた。

彼女の頭を占拠している結婚成就への確信を妄想とみなしてよいのだろうか。真性妄想と妄想様観念（支配観念を含む）をまとめて「妄想」と呼んでしまうのが昨今の（米国流の）トレンドだが、それでよいとは思えない。ここは厳密にこだわりたいところである。無言電話や盗聴については、恋愛感情が先行していたことは明らかで、妄想知覚と捉えることは難しい。かといって、正常心理の延長線上で、歪んだ恋愛感情の結果として、了解的関連ですんなりと理解することもためらわれる。生活発展の意味連続性という観点から、彼女の精神生活の歴史を吟味してみると、やはり彼女が無言電話にとらわれ始めた時から、物事の捉え方が従来の彼女のものから変質したようにみえる。無言電話の件から、人生を左右するような大きな決断がほとんど迷うことなく下され、その誤った観念が彼女の行動や反応を見事に支配している。内容的には恋愛感情の投影として有意味な連関であるのだが、その観念の確立の仕方やその後の観念が人格全体に及ぼす影響の大きさが、以前の彼女のそれとはどうしてもつながらない。形式的側面からは意味連関が断絶しているといわざるを得ないのである。これは真性妄想であり、診断は妄想性障害である。妄想はいうまでもなく統合失調症の重要な特徴の一つではあるが、文字通りの妄想だけが前景にあるもの、しかもそれが内容的には有意味であるが、真性妄想であるという重要な形式的異常を含む一群がある。筆者は、統合失調症と妄想性障害は、表面的な類似性はあるものの、切り離して考えたほうがよいと思っている。「反応性」であるかのようにみえながら精神病であるという特徴が重要なのである。そのように考えると、ストレス性の体験が内因性うつ病の契機になる症例との共通性もみえてくる。その意味で、妄想性障害の位置づけは、内因性うつ病と同じ第二層に含めるのがよいと思う。今でもこの症例を精神病と呼ぶことに迷いがないわけではない（歪んだ恋愛感情の稀有な結末をみている可能性も完全には否定できない）のだが、まさにそう感じさせるところにパラノイア問題の本質があるともいえるだろう。

パラノイア問題は、了解可能性と精神病との関係を深く考えていく時に、われわれの視野にとどめておく価値があるものである。クレッチマーは妄想状態の一つとして、ある特異的な性格傾向の人が、それを刺激するような鍵体験をすることで妄想が発生する一群を敏感関係妄想と呼び、統合失調症とは区別した(37)。そしてこの一群に、精神療法が有効であると主張したのである。一方、シュナイダーは、妄想の内容については反応性の特徴を有している（了解的、有意味）が、それが妄想であるという形式的異常は無意味であるとして、精神病として扱うべきであるという。クレッチマーとシュナイダーのどちらも一理ある。パラノイア問題を再び俎上に載せるという意図もあって、この第二層を単純にうつ病とせずに「非特異的な内因性精神病」とした。うつ病、躁うつ病、妄想性障害がここに含まれる。反応性の契機が明らかな急性・一過性精神病性障害は、第二層、第三層のどちらに分類してもよいように思える。繰り返しになるが、第二層と第三層の鑑別は厳密ではない。

第三層——特異的な精神病

第三層は、個々の症状や状態像の水準から精神病であるという診立てがつく層（特異的な内因性精神病）である。「特異的」とは、正常心理の延長線上には生じ得ないという意味で、たとえばシュナイダーの一級症状は特異的症状の代表格である。「ロボットみたいに体の動きを操られてしまう」（させられ体験）、「自分が行動しようとすると、いちいちそれについて言ってくる」（行為批評の幻聴）、「本を読もうとして活字を追うと、すぐさま声になって聞こえてくるのでうっとうしい」（考想化声・読書反響）などがある。これら一級症状のいくつかは、自我と外界との境界の異常として理解することができる。決して連絡を取り合う（混じり合う）ことのないはずの境界を超えて、病的体験が生じている。シュナイダーは一連の症状を、疾患的ではない精神障害および循環病（躁うつ病）との鑑別において重視すべきものとみなした。これらは追体験できない（それがどういうものなのかありありと思い描くことができない）、ヤスパース流に表現するなら静的了解不能なもので、健常者にはない特別な形式的異常である。

第三層には統合失調症が含まれるが、これに限定されるべきではない。統合失調症もまた類型の一つであり、さらにいくつかの類型を含む集合体であることは先に述べた。ここには初期統合失調症（中安）、非定型精神病、セネストパチー、遅発緊張病、退行期メランコリーなどの諸類型（この他にもいくつもの類型がある）を代表的なものとして挙げておこう。個々の類型概念にはそれぞれ違った提唱者の視点が含まれているから（理念型）、それぞれの関係を集合的包含関係で示すことはできない。たとえば、クレペリンの早発性痴呆とブロイラーの統合失調症とは必ずしも一致しないはずである。第二層と第三層は、いくつかの類型によって整然と「区分け」できるものではなく、理念型である限りいくつもの類型があってよい。また第二層と第三層の区別はあくまで便宜上で、明確な境界線はない。その意味ではまとめて内因性精神病という理解でも間違っていないのだが、伝統的二分法を当てはめる場合には、この区別が必要になる。とくに臨床診断の実務にかかわる、次の階層原則を説明するにはやはり四層構造が都合がよいのである。

階層原則——診断を整理するためのルール

四つの層を上から下へとこの順に配列した（表4-2）のには理由がある。個々の症例の横断面の状態像だけでなく、状態像の推移を含めた縦断的経過を加味すると、臨床診断は非常に複雑なものとなる。これをどのように整理したらよいのか。ここでは伝統的精神医学で使われていた診断のルール（階層原則または層の規則）[22][54]について述べておく。

一人の患者の経過を長く追うと、しばしば当初の診断を変更するかどうか迷うことがあるだろう。たとえば、ある患者が当初は神経症と診断されていたが、その後、病相性の抑うつ気分変動がはっきりと認められるようになったとする。そうなると診断は、第一層の神経症から第二層のうつ病へと変更される。また別の四〇代の患者は、二〇代前半に幻覚妄想状態が発症し統合失調症と診断され、いったんは寛解状態に至った。ところが中年期になって明らかな抑うつ病相が出現したとする。その場合は、診断は第三層の統合失調症のままで、第二層のうつ病には変更しない。また、ある若者が緊張病症候群で入院となった。当初の診断は緊張型統合失調症であったが、後日、本人の覚醒剤乱用が明らかになると診断は第四層の覚醒剤精神病へと変更される。ここでの診断ルールは、いったん到達した最も深い層が診断に決定的となるということである。これが階層原則で、今日的な操作的診断のはしりとみることもできる。ＤＳＭにも似たような整理の仕方がみられる。たとえば大うつ病性障害の患者に、シュナイダーの一級症状を含む精神病症状が併発したとする。伝統的精神医学の階層原則では、ここで診断を統合失調症に変更するのだが、ＤＳＭでは大うつ病性障害の範疇にとどめおく（精神病症状を伴う重度の大うつ病性障害）。伝統的精神医学とは違うルールが使われているわけである。

第5章　精神医学における診断の意味について

精神医学における診断とは

初診の患者は二〇代前半の女性である。みずからの中学校時代からの長い病歴をまとめて、自分は、境界性パーソナリティ障害、パニック障害、不安障害、双極Ⅱ型障害の四つの精神疾患を抱えていると訴えた。彼女の抱えている問題がそう簡単ではないことはすぐにわかった。不幸な生育環境、小学校でのいじめ、その後の社会適応も芳しくはなかった。医療機関も転々としている。一通り丁寧に話を聞いた後に筆者は彼女にこう伝えた。「あなたは四つの疾患を抱えているわけじゃない。これまでの担当医が、それぞれの診立てであなたを治療してきたということだよ」。

伝統的精神医学の分類からすると、最初の三つはいずれも第一層で疾患的ではないもの、最後の一つは第二層で精神病である。おそらく患者の抱えている問題は、第一層なのだろう。双極Ⅱ型障害は横断面では第一層との鑑別が難しいものだから、主治医の一人がそう診立てるのもよくわかる。しかし、それにしても診断はいとも簡単に揺れ動いている。このケースが珍しいというわけでもない。ある程度の長さの病歴があれば、主治医が代わるたびに診断が変わることはよくある。ただ、このようなことは身体医学では起こり得ない。「私は高血圧と糖尿病を抱えている」と言えば、それはまさに二つの疾患を抱えているのである。慢性肝炎なのか、それとも肝硬変のごく初期なのかに迷うことはあっても、どの医療機関にかかろうと、これを肺炎や膵炎とうまく鑑別できないことはない。つけられた診断名の重さが、精神医学と身体医学では明らかに違う。その違いは一般的に理解されていない。精神医学は理念型を用いているということが最大の原因であり、そのようなブレを少しでも減らそうとした試みが、操作的診断を採用したＤＳＭ診断分類である。ここでは精神医学における診断の意味や重みについて、もう少し深く考えてみたい。

精神医学と身体医学は臨床診断の方法論が異なる。身体医学では疾患はどのように診断されるだろうか。病歴聴取や問診は必要だが、それだけで疾患が確定診断されることはない。決め手となるのは、検査を含む身体的所見である。内視鏡を使って病巣を発見し、生検（バイオプシー）によってその病理所見がわかり、そこで胃がん（腺がん）と診断される。血液検査の組み合わせで肝機能障害とＢ型肝炎ウイルスについての抗原・抗体値が測定され、画像診断が加わり肝硬変や肝臓がんが除外されて、慢性Ｂ型肝炎の診断が下される。高血圧は血圧、糖尿病は血糖値とグリコヘモグロビン値が決定打となる。すべてに共通するのは疾患の実在を証明するということである。身体医学における診断とは、健康とは異なる身体的異常が存在することが確認され、それが名づけられていることといえるだろう。

精神医学にこれを当てはめてみると、これと同じように診断されるものもある。それは第四層の精神障害である。幻覚妄想状態なり、抑うつ状態なり、精神症候学によって精神状態像が評価されるが、その作業からは確定診断には至らない。身体をくまなく検査することによって、たとえばループス脳症やバセドウ病の存在が確認され、それぞれの診断が下される。これは身体医学と共通する鑑別診断である。もし、診断という用語の定義を厳密に当てはめるなら、精神医学で診断可能なものは、この第四層に限られる。それでは、それ以外の精神医学における診断とはいったい何であるのだろうか。

四種類の鑑別プロセス

精神医学における診断は、第四層の（身体医学と共通する）『鑑別診断』、精神医学固有の『鑑別「診断」』、第二・三層の『鑑別類型学』、第一層の『類型学』の四つに区別することができる。それぞれの性質の違いや、臨床的判断における重みづけの違いを理解してほしい。臨床診断上の重みづけとは、下された診断の重み・動かし難さであり、同時に、どれだけ厳密に当てはめるべきかという診断の意義でもある。この重みづけも、重いものから軽いものへと先の順番で変わるのである。身体医学ではすべてが鑑別診断であるから大きな問題は生じないのだが、精神医学では各診断の重みには違いがある。しかし、その違いは十分に理解されていない。そのために患者や家族に不利益が生ずることがある。少し昔のことだが、一つ逸話を紹介しよう。

患者は外来で担当していた、七〇代の反復性うつ病患者である。発症は四〇歳頃で、これまでに何度も抑うつエピソードがあり、その病像は精神病症状を伴わない、制止が前景のものであった。抑うつエピソードの持続は当初は二、三ヵ月で薬物療法により完全寛解する経過をたどっていたが、六〇歳を過ぎてからは病像がなかなか改善せず、寛解に至るにはより時間がかかるようになっていた。しかし、患者や家族には、うつ病の一般的な性質から、そしてこれまでの経過からも、「つらいだろうが、必ずよくなるから諦めずに治療しましょう」と伝えてきた。直近のエピソードはすでに半年以上が経過していて、依然として制止が強く、外来通院もままならない状況が続いていた。薬物療法に行きづまり、修正型電気けいれん療法（mECT）を目的に大学病院へ入院を依頼した。入院して間もなくのことだが、担当医からmECTの適応にはならないと連絡があったのである。彼らの下した診断は前頭・側頭葉型認知症であった。病像については、筆者が観察したものと大差はなかったのだが、彼らの解釈は筆者のそれとは違っていた。ベッドで一日中臥床する制止の病像をアパシーと評価していた。口数が少なくなったことを、失語の初期症状とみていた。治らないのは変性疾患だからで、心理検査上、認知機能に大きな障害があったともいう。診断を変更した理由を尋ねると、SPECTで前頭葉の血流低下が明らかになったからだという。病像の解釈が変わったのは、その画像所見を受けてのことであった。頭部CTスキャンでは限局性の脳萎縮は認められないと反論すると、前頭・側頭葉型認知症の初期では血流低下だけで萎縮が認められないこともあるという。アパシーや失語が認められるようになっても萎縮がないことは矛盾しないのかと問うと、そのような研究はないが、だからといって否定はできないという。家族には病名の変更と同時に、mECTの適応にならないことと、治療法がなく進行性であることが伝えられた。患者は大学病院を退院し、別の病院でmECTにより完全寛解した。

誤診の原因は、前頭・側頭葉型認知症の診断基準を十分に参照しないまま、断片的な身体的所見に引きずられ診断が下されたことにある。第二層のうつ病から、第四層の前頭・側頭葉型認知症へと診断が変更されたわけだが、この変更には十分な根拠がなければならない。情報収集を徹底し、診断基準にしっかりと当てはめれば、誤診は防げただろう。横断面での症状、縦断的な経過、前頭・側頭葉型認知症によく観察される性格変化の有無、限局性萎縮病変の有無といった情報から、同疾患を疑うにはあまりに診断根拠が乏しいことはすぐわかったはずである。担当医は診断基準を参照したはずだが、それを厳密に当てはめることをしなかった。それどころか診断基準が当てはまらないのは、疾患が初期だからであると解釈を加えていた。それをしっかりと認識していたら、家族への説明はもう少し違ったものになっていただろう。ところが伝えられたのは、確定的な臨床診断であった。患者や家族にとって、この診断の変更は非常に大きな意味をもつ。単なる病名の変更にはとどまらず、治療法の有無、予後にかかわる見通しがまったく違ってしまうからである。

鑑別診断（第四層）――それは何であるか

鑑別診断は身体医学におけるそれと同じで、身体に関する情報が十分に集まれば「その疾患であるか、ないか」がはっきりし（確定診断）、境界が明らかになるものである。それぞれの疾患にはよく検討された診断基準がある。身体医学の診断基準は、確定診断された症例をもとに、症状の出現率が統計学的（レトロスペクティヴ）に検討されている。その診断基準は厳密に適用される必要があり、そうすることで、全項目中いくつが当てはまるかにより、診断の確率（definite, probable, possible）がわかる仕組みになっているのである。この身体医学の診断はそれぞれの診療科が当たるべきものなのだが、脳器質性疾患については精神科医も十分に精通している必要があるだろう。アルツハイマー型認知症、前頭・側頭葉型認知症、レビー小体型認知症については、われわれもしっかりと知っていなければならない。しかし、精神科医はこれらの神経疾患についての診断に疎いことが多い。最も重みのあるこの鑑別診断の意義については十分に理解されていないように思える。ここは脳神経内科にお任せではなく、われわれが熟知しておくべき領域として再認識を促したい。

鑑別「診断」――疾患的であるか、ないか

精神医学において、もう一つ「であるか、ないか」という形で鑑別されるものが、「疾患的であるか、ないか」(精神病であるか、ないか)の鑑別「診断」である。括弧つきで書いたのは、身体医学の方法論とはまったく違う、精神医学固有のものだからである。「であるか、ないか」とはっきりと区別できるように書いたが、実際の臨床では必要な情報を集めるのに時間がかかったり、どうしても得られなかったりで、その結論が出ないこともある。

抑うつ状態を例に挙げてみよう。「疾患的である抑うつ」と「疾患的ではない抑うつ」の鑑別、そのわかり方の違いに注目してほしい。

「疾患的ではない抑うつ」は、患者の話を丁寧に聴取すれば、抑うつに至る心の動きが一つのストーリーとして無理なく理解できるものである(発生的了解可能)。非常にわかりやすい、たとえば適応障害のような体験反応を理解することは難しくない。ある期間に限定した心の動きを追うだけで、その発生とその後の経過をすんなりと理解することができる。しかし、パーソナリティ障害や神経症のような場合にはそう簡単ではない。その患者に独特な偏った考え方や反応を知るためには、患者のことをよく知ることが必要不可欠になる。この「よく知る」という作業は、底なし沼のようでもある。目の前にいる一人の人の心を、現在のみならずそれにつながる過去の歴史も含めて徹底的に理解するという作業はいかに困難なことか。よく理解できたと思っても、すぐにまだ知らないことがあることに気づかされる。そのように完全に、あるいは徹底的に理解することは困難かもしれないが、生活発展の意味連続性という視点から大まかに眺めることは十分可能である。この作業がうまくいくと、患者の歴史と抱えている今の問題が「いかにもあなたらしいね」とわかるのである。

「疾患的である抑うつ」のわかり方には二通りがある。たとえばステロイドや甲状腺機能低下症のように、その身体的基盤が明らかになることによって、「疾患である」と診断がつく。これは前述した鑑別診断で、「疾患的であるか、ないか」にとどまらず具体的な疾患が明らかになる作業である。ところが内因性精神病についてはこういった形では決着がつかない。現在の状態像にはっきりとした兆候（たとえばシュナイダーの一級症状）が認められれば難しくはない。問題は、現在の状態像に「疾患的である」と判断できる決定的な所見がない場合である。そうなるとその人の生活発展の意味連続性を時間的に遡って吟味しなければならないのだが、それが難しいことはしばしばある。かつてはv.a.Sという略語で診断名が記載されていた分厚いカルテがあった。これはドイツ語のverdacht auf Schizophrenieを略したもので、「統合失調症の疑い」という意味である。患者は非常に風変わりな人で、疑い診断のまま二〇年以上が経過しているのである。DSMに慣れ親しんでいる者には想像もできないことであろう。「疑い診断」を擁護する臨床家は、その風変わりさを「もしかしたら統合失調症を経過した人格変化をみているのではないか」と考えるのである。ところが、困ったことに患者は一人暮らしで家族もいない。本人から過去を聞き出そうとするのだが、取りつく島もなく、そっけない。人生航路に屈折点があるか、ないかを吟味したいのだが、どうにもわからないのである。難しいのは統合失調症の場合だけではない。疾患的な反復性うつ病が、抑うつ神経症と間違えられることがよくある。反復性うつ病の患者の多くが、過去の抑うつエピソードを何かの悩みごとや理由があったかのように振り返ることは少なくない。それだけを聞いていると、過去の挿話は了解的関連で理解できるように錯覚してしまう。そして診断医は、悩みごとの多い人、つまり非疾患的な神経症と誤診してしまうのである。

生活発展の意味連続性を吟味すること、精神医学特有の「疾患的であるか、ないか」の鑑別「診断」はそう簡単ではない。吟味によって初めて、「疾患的であるか、ないか」は鑑別することができる。これは精神医学固有の作業で、括弧つきの鑑別「診断」である。

鑑別類型学（第二・三層）――どれに一番似ているのか

内因性精神病領域の病名は、すべて理念型としての類型である。したがって、それぞれの類型の間には、特別な定義の仕方（たとえばシュナイダーの統合失調症）をしない限り、本質的に他の類型との境界は明確ではない。それでも他の類型との違いや共通点が述べられているのが普通で、鑑別すべきものとなっている。ある一つの症例については、「どれくらい当てはまるのか」が問題で、結局は「どれに一番似ているのか」が問われている。

内因性精神病領域の諸類型は、疾患が想定されていても身体的水準での境界はいまだ明らかになっておらず、症候学の水準でもその境界は本質的に曖昧である。臨床研究や治験、統計調査のような特殊な目的のためには、境界を暫定的にでも明確にする必要がある。それが、操作的診断（診断を人為的に操作すること）という手法であった。内因性精神病領域の鑑別とは、境界をはっきりさせるということではなく、一つの症例をどのように診るのか、さらにはそれを手かがりにどのように治療を進めていくのかという基点を定める作業なのである。

純粋な類型学（第一層）――どんな悩みや問題を抱えているのか

理念型である類型ということでは、第一層も内因性精神病領域と同じである。しかし、ここに含まれるものは「疾患的ではない」ので、そもそも疾患に対してしか使うことのできない診断という用語は、ここにはなじまない。先に述べた通り、第一層の諸類型は、正常からの偏りであり、それが本人の悩みであったり、社会の問題であったりするものである。わかりやすくいえば、「どんな悩みや問題を抱えているのか」であり、それは人生を通じての問題であったりする。みずから受診する者は本人が悩んでいるのであるし、無理やり連れてこられる場合は、周囲の人に迷惑がかかっているか、本人を心配してのことである。摂食障害は食事や体重・外見を悩み、境界性パーソナリティ障害は親密な対人関係が続かないことを悩み、クレプトマニアは窃盗をやめられないことを悩む。第一層では、しばしば複数の診断が重なり、同時に生じやすいものもある。もともと個々の類型は他の類型との鑑別を必要としない。ここでの診断は、こういう人がいる、ああいう人がいるといった純粋な類型学ということになる。

第6章　伝統的精神医学とDSM分類

「あらゆる精神障害は疾患か」という問いにどう答えるかで、その先に広がる精神医学の世界には大きな違いが生じると述べた。伝統的精神医学は、「精神障害には疾患的であるものと、そうでないものとがある」という立場を堅持する。一方、脳科学者は「あらゆる精神障害は脳の疾患である」と主張する。そしてDSMは、「この問いにはあえて答えない」という立場をとる。この出発点の違いが、伝統的精神医学とDSMの特徴、診断の方法、長所・短所となって現れている。

精神医学の分類としての両者の共通点

両者の違いについて論ずる前に、身体医学との対比という視点からみた、精神障害の分類としての共通点に触れておく。繰り返し述べてきたことではあるが、要約すると次の通りである。

・身体医学の分類はほとんどが疾患単位だが、精神医学の分類は疾患単位と類型（症候群）が混在しており、主要な精神障害は類型である。

・身体医学の疾患単位・類型はすべてが形而下にあるが、精神医学の類型は形而上の水準で定義されたものである。
・精神医学におけるさまざまな類型は、社会科学で使われている理念型である。
・一部の精神障害の類型は、社会的な価値と結びついており、本質的に自然科学的ではないものがある。

これらの精神医学の特徴は、いつの時代にもしっかりと認識されていたわけではない。時代によって認識の程度には相当の開きがあるのだが、どの時代もはっきりとは記述されていない。記述されていない理由は必ずしも同じとは限らない。伝統的精神医学の基礎を築き上げたヤスパースやシュナイダーは当然のこととして理解していたので、あえて記述していないようにみえる。しかし、時とともにその認識は徐々に薄れていく。統合失調症の身体的基盤の追究が精神医学の最重要課題となってからは、心の問題には身体のそれと同様の因果的関連があることが前提となり、その傾向に拍車がかかった。反精神医学を唱えるごく一部の極論者を除けば、精神障害の類型が観念的虚構にすぎないことを口にする者はどれほどいただろうか。これまでのDSM分類でも上記の共通点について直接的にはほとんど言及されていないのだが、それは当然のことだからではない。自然科学に対する過信や楽観主義（あるいは素朴な無知）によるものなのかもしれないが、統合失調症はたしかに存在し、科学技術が進歩すればその身体的基盤は必ず見つかるはずと、みなが大きな夢を見続けてきたのである。しかし、われわれは今、長い間見続けてきた、この夢から醒めつつある。生物学的精神医学から発せられた脱DSM－5宣言やRDoCの提唱は、すでに新しい動きが始まっていることを物語っている。

ここからは伝統的精神医学とDSMの特徴、長所と短所を比較してみることにしよう。

表 6-1　伝統的精神医学の長所と短所

長所	
1	横断面の状態像だけでなく、縦断的経過も重視する
2	カテゴリーには病像や経過の描写があり、イメージが把握しやすく馴染みやすい
3	統計学的な実証を必要とせず、新たな概念を提唱しやすい。グローバルスタンダードではなく、文化や民族に合わせた分類体系を作ることもできる
4	症例にさまざまな角度から光を当て、さまざまな理論を使うことができる
5	了解的関連を吟味する過程そのものが精神療法的である
短所	
1	診断がつくのに時間がかかる、何回も面接する必要がある
2	どのようなカテゴリーを採用するのか明確な基準がない
3	エビデンスの蓄積がない
4	同じ症例を観察しても診断の一致率が低い
5	カテゴリーごとの境界がはっきりしない

伝統的精神医学

ＤＳＭと比較した伝統的精神医学（ハイデルベルク学派）の長所と短所を表６－１にまとめた。生活発展の意味連続性を検討すること（鑑別「診断」）は、精神生活を時間軸に沿って縦断的に評価する作業である。横断面の症状構成だけでなく、縦断的側面を組み合わせて診断をつける。これには一長一短がある。長所としては、より多くの情報を集めることで患者をよく知ることができる。現病歴だけでなく、生活史についても丁寧に聴取しなければ評価することはできない。そのような診断をつけるための作業そのものが、自己価値感の低下している患者にとって精神療法的にも作用する。患者に感情移入して温かな人間的関心を向けること、人間的態度をとり続けることを、伝統的精神医学は求めている。しかし、この作業には当然のことながら時間を要するし、結論が出にくいという短所がある。時には情報が集まれば集まるほどわからなくなる、患者をいろいろな角度から知れば知るほど、診断をつけるのが難しいと感ずる（患者を一つの病名だけで表現することに抵抗を感ずる）こともあるだろう。それは精神生活の多様さ・複雑さの表れであり、それを他者が限られた言葉で評価することの難しさでもある。精神障害の類型は理念型であるのだが、長所の3と4、短所の2、4、5は理念型の性質から導かれる。

伝統的精神医学は個別のケースを扱う臨床場面で、その力を発揮する。しかし、一連の短所は、疫学調査や自然科学的研究を進めるうえでは致命的ともいえるものである。一九七〇年代以降、科学技術の進歩とともに、心そのものから脳へとわれわれの関心は移り始め、生物学的精神医学の時代が訪れる。社会科学にも立脚している伝統的精神医学が本質的に抱えていた、自然科学的側面からみた問題点が明らかになり、精神医学的診断に「客観性」が求められるようになった。精神医学をより自然科学に近づけようとした試みが、一九八〇年のDSM－Ⅲであったとみることもできる。それは調査・研究場面で力を発揮するように考えられた分類であった。少なくとも当初は、伝統的精神医学とDSMは対立しているものではなくむしろ補完し合う関係にあって、前者は臨床場面で活用され、後者は調査・研究目的に必要であったというべきだろう。そしてDSM－Ⅲの登場により、精神医学の牽引役は、ヨーロッパ（ドイツ、フランス）から、圧倒的な科学力を誇る米国へとバトンが渡されたのである。

DSM分類

DSM－Ⅲ誕生の歴史――セントルイス学派（新クレペリン主義）

まずDSM分類の歴史的発展についてくわしくみていきたい。そのうえで、伝統的精神医学と比較した特徴、長所と短所について考えてみる。

ＤＳＭ－Ⅲ登場以前の米国における精神科診断学の歴史は、ヨーロッパに比較すると、それほど長くもなく輝かしいものでもなかった。フロイトに端を発する精神分析的思想が、二〇世紀のうちのおよそ四分の三にわたって優勢で、精神障害はみな心因性に生ずるものと考えられていたのである。ＡＰＡがＤＳＭの初版を発刊したのは一九五二年である。そこに現在に通ずるような記述的アプローチを垣間見ることはでき、さまざまな精神医学的状態に診断ラベルがつけられている。しかし明確な診断基準を提示していたわけではなく、それぞれの病名は状況やストレッサーに対する反応の枠組みで概念化されたものであった。多くの症状は、背景にある力動的葛藤から生ずるもので、そこには象徴的な意味があると理解されていたのである。

精神医学の革命となるＤＳＭ－Ⅲ誕生の原動力となったのが、セントルイス学派である。セントルイス学派はワシントン大学の精神医学教室の思想を反映したものだが、現在、その拠点はテキサス州ダラスに移っているので、新クレペリン主義の呼称のほうが正確かもしれない。セントルイス学派の思想を振り返るうえで格好の資料となるのが、*Goodwin & Guze's psychiatric diagnosis*[44]という教科書である。この書は一九七四年から二〇一八年まで、計七回の改訂を続けている。第七版（二〇一九年）の第1章Evolution of psychiatric diagnosisを参考にして、ＤＳＭの歴史を振り返ってみたい。

今日のセントルイス学派が誕生したのは二〇世紀後半になってのことである。ヨーロッパの思想を踏襲した記述学派の登場である。もちろん当時は精神分析的思想が主流であったから、セントルイス学派はごく少数派であったに違いない。彼らは、一九六〇年代から七〇年代にかけて、精神医学に対する記述的アプローチに磨きをかけ、自分たちの思想が精神分析学のそれとはまったく異なることを際立たせていた。彼らは「精神障害は内科的障害のサブグループである」という立場を明確にしていた。生物学的精神医学が優勢な今日においてはごく当たり前かもしれないこの主張は、その当時は異端とはいわないまでも物議を醸してい

表6-2　精神医学的診断の妥当性と信頼性を確立するための5つの局面[51]

1	臨床的記述（clinical description）。最初のステップは臨床像を記述すること。人種、性、発症年齢、促進因子などが、その障害の特徴や発症を定義するように使われる。米国で観察される臨床像は、英国、ロシア、その他どこでも同じであるべきである
2	臨床検査（laboratory studies）。ここに含まれるのは、化学的、生理学的、放射線学的、あるいは解剖学的（生検または剖検）性質をもつあらゆる検査で、研究結果を再現性をもって実証可能なものである
3	他の障害から区切られていること（delimitation from other disorders）。興味を引く障害が、それ以外の重複し得る可能性のある障害から鑑別可能でなければならない
4	フォローアップ研究（follow-up studies）。当初の診断がフォローアップ時（たいていは数年後）に再確認され、もとの診断を支持している
5	家族研究（family studies）。多くの精神疾患は、それが遺伝的原因であるか、環境的原因であるかにかかわらず、家族内に広がるように現れてきた。家族にその疾患が発見されることは、その診断の妥当性を支持する

たようである。このグループのメンバーは新クレペリン主義と呼ばれ、器質的あるいは生物学的な志向性があると指摘されたのだが、彼らにしてみれば、症状の原因についての彼らの姿勢は、単に「エビデンスあるいは再現性のあるデータが実証するもの」であったという。

一つの転機となったのが一九七〇年である。ワシントン大学のロビンスとギューズは、精神医学的診断の妥当性と信頼性を確立するために五つの局面（phase）を提唱した[51]。セントルイス学派は、現在までこの思想を堅持している。五つの局面は表6-2の通りである。一つの病名について1から5をすべて関連づけようとする試みで、実証的かつ中立的であるようにみえる。しかし、ここでは形而上の要因（精神症候学）と形而下の要因（臨床検査）とを関連づけることが前提となっていることに注意してほしい。2は、彼らが器質論者あるいは生物学的志向をもつと評される理由である。ただその出発点では、いや現在においても、ほとんどの精神障害について2は達成されていない。2抜きでこれらの条件を満たそうとすると、1と3の組み合わせから、どうしても診断名の境界は身体的水準ではなく、臨床記述つまり精神症候学的水準で実現せざるを得なくなる。

そして妥当性の検証は、2が得られていないために、4や5に頼らざるを得なくなる。4については、アウトカム研究や治療反応性などが具体的な検証ツールとして使われることになるだろう。精神分析学的志向を排除して生物学的志向を強めるトレンドにおいては、5の環境的原因を心理的な水準での影響と考えるのではなく、ストレス脆弱性（stress vulnerability）という個体の生物学的要因に読み替えることで、あくまで生物学的水準での因果的関連を追究する姿勢を崩さない。このように、五つの局面のうち最も重要であるはずの確定診断に結びつく臨床検査の不在が、一見中立的にみえるこの提案を偏った方向に発展させる危険性を孕んでいることがおわかりだろう。このロビンスとギューズの提案が、その後の米国精神医学の歩みを決定づけることになる。

一九七二年にフェイナーらは、これらの局面を（正確にはすべてではなく、ある程度）検証することのできる、精神障害の診断名と診断基準の概要を発表する（フェイナー基準）。ここに含まれたのは、一次性感情障害（躁病と抑うつ）、二次性感情障害、統合失調症、不安神経症、強迫神経症、ヒステリー、反社会性パーソナリティ障害、アルコール依存、薬物依存、精神遅滞、器質性脳症候群、神経性食欲不振症などである。注意すべきことは、器質性脳症候群を除くと、病変を再現性をもって実証することができるような臨床検査はまだ見つかっていないということである。しかし、彼らは、他の四つの局面（上記の1、3、4、5）からは、ここに挙げた主要な精神疾患について妥当性の基礎は確立していたと考えた。そして一九七四年に *Psychiatric diagnosis* の初版[65]が発刊される。この書物は、医学生の教育用に書かれたものではあったが、その当時の、（彼らが思い描くような意味での）最も信頼できる精神医学的診断学のソースであったといえるだろう。当時のAPAの診断マニュアルDSM-IIは、経験に基づいた診断基準にはまだ立脚していなかった。

一九七〇年代後半、政治的な手腕にも優れていたスピッツァーは、考え方がまったく異なる精神分析学と実証主義／生物学という二つの学派のメンバーを集め、ＤＳＭ‐Ⅲを作成するための会合を招集する。その提案は、精神病理の原因については無理論・中立的であることが意図されていた。これについては、当然のことながら、当時の主流派である精神分析学派から厳しい反対の声があがることが予想され、提案が承認されない可能性が十分にあった。そのような事態を回避するために、スピッツァーは策をめぐらす。その提案には、精神分析学派にとっては基本的なコンセプトである神経症（neurosis）の用語が、障害（disorder）の後に括弧つきで残されていた。リーバーマン[40]はこの会議の顛末を別の側面から分析している。当時は、いくつかのスキャンダラスな事件から強力な反精神医学運動に火がつき、米国精神医学はすっかり信用を失っていた。信頼回復のための最重要課題が、客観的な診断学の確立であったという。それは分析学派も認めざるを得なかったのだろう。分析学派がみずからの主義を退ける形でもスピッツァーの提案を容認したことは、そのような背景も関係している。

こうして完成した一九八〇年のＤＳＭ‐Ⅲは、「医学的診断はその実践と研究の要である」というセントルイス学派の主張を擁した、ＡＰＡ初めての診断マニュアルとなった。主要な精神障害については先のフェイナー基準がほぼそのまま取り入れられているのだが、それ以外の三〇〇以上におよぶ病名はエキスパートコンセンサスにより提案されたもので、診断基準は実証的には検証されていなかった。今日のＤＳＭ分類の出発点（ＤＳＭ‐Ⅲ）において、セントルイス学派の掲げた五つの局面からは十分には検討されていない、つまり妥当性と信頼性が確立していない病名が数多くあったという事実は重要である。もっとも、主要な精神障害について、ある程度の妥当性と信頼性に基づいた、明確な診断基準を備えた共通言語ができあがったことは、重要な進歩であったと評価すべきだろう。

ＤＳＭ‐Ⅲにより、少なくとも米国内においては、臨床家にとっても研究者にとっても精神医学的診断が実践的で有用なものとなった。精神医学的診断は、正常と異常の境界が曖昧で次元的な、精神分析学的なものではなく、正常と異常（障害である）という二分法の内に、主要な精神疾患に明瞭な境界を提供するものとなった。この正常か異常かという二分法は、伝統的精神医学のように異常を疾患的であるものとないものとに分け、疾患的ではない精神障害は正常心理と連続性があるとする考え方とはまったく異なる。DSM-Ⅲは、精神障害についての証明できない理論的機構ではなく、実証された精神病理の観察に基づいているとされ、高い診断の信頼性（カッパ係数が good から excellent の範囲）を確立している。これによって精神医学的診断の信頼性は身体医学的診断に匹敵するものとなり、精神医学の発展に大きく寄与することが期待された。ただその期待が現実的な成果をもたらすには、カテゴリーそのものが妥当であることが前提となることを忘れるわけにはいかない（カテゴリーの妥当性問題）。

DSM-Ⅲの発展にかかわり新しい精神医学的モデルを支持した大学関係者は、有力な大学（アイオワ大学、ミネソタ大学、カンザス大学、コロンビア大学など）で指導的な地位を獲得した。ワシントン大学でトレーニングを受けた専門家は「見えない学派」を形成するようになる。DSM-Ⅲとその後継の後ろ盾のもと、その人数と刊行物が増えるにつれ、「見えない学派」はいつの間にか米国精神医学のメインストリームとなる。

精神医学周辺の勢力や医学全般は、DSM-Ⅲによってもたらされた変化を歓迎し受け入れた。DSM-Ⅲ以前は、精神医学は一般医学の科学性や実践分野の圏外にあった。心理士、ソーシャルワーカーなどの精神保健関係者が、精神科医に取って代わる恐れすらあった。客観的な診断基準がないことが批判の的となり、精神疾患なるものは存在しないという反精神医学のような極論までも登場していた。そうした中で、DSM-Ⅲによって精神医学が一般医学の仲間入りができたことは大きな功績といえるだろう。コンピューターテクノロジーの進歩が、疾患の実証主義的側面（統計学）での研究に大いに寄与した。診断学の進歩は、創薬にかかわる製薬会社や研究者に強力な刺激を与えることにもなったし、保険会社にとっても、ＤＳＭ－Ⅲのような客観的な診断基準は還付判断の重要な指標となった。

ＤＳＭ－Ⅲ以降の動き

ＤＳＭ－Ⅲの示す方向性、精神医学の医学モデル化は瞬く間に広がった。ＮＩＭＨはＤＳＭ－Ⅲを採用し、学術雑誌や研究資金もＤＳＭ－Ⅲに基づくことを当然のこととした。学生や医師の精神医学教育もＡＰＡの作成した診断基準に基づく試験に合格することが要求された。その影響は米国内にとどまらず世界中に広がり、今やＡＰＡの診断基準が共通言語として、ごく当たり前のように使用されるようになった。

さて、ＤＳＭ－Ⅲの基礎を築き上げたセントルイス学派は今日の精神医学をどのようにみているのだろうか。意外なことかもしれないが、彼らはＡＰＡとは必ずしも足並みを揃えていない。医学、とくに精神医学においては、短時間で病理を評価し医学的介入を正当化するためのアウトカム判定法を開発することが課題となっている。大量のデータを素早くかつ安価に集めることへの期待は、手間とコストのかかる完全な精神医学的診断ではなく、簡潔なスクリーニング検査や自己評価質問表を代用することを勧めることになる。セントルイス学派は、このような近道は注意深く精神医学的診断を確立する作業の代用にはなり得ないと批判している。ここは筆者も大いに賛同するところである。彼らによれば、スクリーニングツールは限られた目的、たとえば症状レベルの経過を追うような時には有用であっても、正式な診断のために必要かつ十分な情報には基づいていないという。当該の母集団が大きすぎて全員に完全な精神医学的アセスメントをすることができず、疾患のハイリスク群を同定することができないような場合にはスクリーニング検査が必要になる。ハイリスク群についてはさらに完全な診断基準を使って評価をすることができるだろう。しかし、スクリーニング検査は、治療決定の根拠となる精神医学的診断にはまったく不十分であるし、一般人口の精神病理の有病率を評価するにも不適切であるという。ケースの診断と有病率評価を目的にスクリーニング検査を不適切に使った研究が数多くあることは不幸なことであると彼らは嘆いている。加えて、短時間で問診を終わらせてしまうこと、医学的記録のような追加の情報の恩恵がないこと、重要な情報を提供する可能性のある家族を探し出して問診することができないこと、適切な検証ができないこと、これらすべてが、診断の不正確さの原因になり得るという。セントルイス学派は、カテゴリーの選択についても厳しい視線を向けている。*Psychiatric diagnosis* の最新版においても、採用されているカテゴリーはわずか一二しかなく、初版とほとんど変わっていない。初版から半世紀近くが過ぎようとしているが、妥当性と信頼性が十分に検証されているのはこれらのカテゴリーだけということなのだろう。ここには発達障害、注意欠如・多動性障害、適応障害、全般性不安障害といった、今日の日常臨床でよく使われている病名は含まれていない。

検査技術の進歩は、科学的探索の新たな方向性を提供してくれる。それは精神病理を身体的に理解するための根本的な進歩への期待を抱かせるものだが、これまでのところは期待通りには展開していない。一九八〇年代初めに導入されたデキサメサゾン抑制試験は、精神医学の最初の臨床検査となることが期待され、大きな関心を集め、数多くの研究報告を生み出した。それは今でも役に立つ研究ツールであることには変わりないのだが、検査の感受性が低く臨床的有用性は限定されている。どの精神障害についても有用な臨床的検査を発見することには、現在でも多大な努力が注がれている。

また、遺伝子研究は精神医学的診断の概念や有用性に大変革をもたらすことが期待される領域である。遺伝子型－表現型の関連がますます解明されれば、精神医学の伝統的なクレペリン流分類体系は放棄されることになるだろうと予見されてきたのだが、これもまた期待されていたような展開はなく、フラストレーションと失望が蓄積している。遺伝子研究の成果が精神障害の実証主義的分類を根本的に変えようとしている兆しもない。主要な精神障害については、メンデルの遺伝法則に則ったような遺伝子が見つかったことはないし、将来にわたっても見つからないだろうという認識が広がっている。

DSM－5[3]の策定と発表

科学技術が進歩し膨大な調査研究がなされていても十分な成果がもたらされないことから、DSM分類体系への批判と、診断学をカテゴリーからディメンショナルなアプローチへと変更する要求が強まった。問題があると認識されている精神医学的診断の数が増え続けることも、カテゴリー分類への批判と結びついている。診断基準を満たさない患者をうまく分類できないことは、「部分（partial）」あるいは「スペクトラム（spectrum）」診断という概念を促進することになった。診断された症例とそれ以外の症例との間に明確な境界設定ができないことへの懸念が続いているのだが、フェイナー基準に示されていたそもそもの注意事項は十分に認識されてこなかった。そこには、五症例に一つは横断面では分類することができないと明記されている。診断上の意思決定について、境界判断の不確実性がフェイナーの診断分類のプロセスにもともと織り込まれていたのである。

二〇〇二年にクッファーは『DSM－V研究行動計画』[39]の中で、これまで述べてきたさまざまな批判に対して、「DSM－Ⅳの診断を隷属的に適用したことが、精神障害の原因追究の妨げになっていたのかもしれない」と述べた。二〇〇六年にクッファーがDSM－5のタスクフォースのチェアマンに選出され、一三のワーキンググループが承認された。APAによる、改訂に向けての優先事項が四つ挙げられている。①診断を広げるためのディメンショナルな方法を加えること、②病因および神経生物学的研究を定義と診断基準に含むこと、③DSMをICDと合わせること、④臨床的有用性を改善することである。しかし、この方針に対してはDSM－5発表以前からあからさまな批判が続く。APAが優先順位が高いと考えていた①と②は実現しなかった。個々のワーキンググループはディメンショナルな方法論を受け入れず、生物学的研究については相変わらず有力なエビデンスは得られていなかった。多軸診断とGAF（重症度）スコアの廃止を含む、長い間容認されてきた診断構造に大きな変化が加えられたことで、DSM－5の臨床的有用性についても疑問が生じている。そのうえ、これまでのDSM分類に携わってきた多くの提案者や研究者からは、さまざまな診断基準の変更について戸惑いの声が上がっている。

二〇一三年、DSM－5がいよいよ出版される段になって、DSM－Ⅳのチェアマンであったフランセスからは、DSM－5を使うにしても「慎重に」という要請がなされ、NIMHの前ディレクターのインセルからは前述の脱DSM－5宣言が飛び出し、米国精神医学は大混乱に陥った。DSM－5の発展と指針について直接的な懸念と同時に、主要な精神障害についてのこれまでの遺伝研究と神経生物学的研究の挫折を受けて、二〇一〇年にインセルはRDoCを発表する。[21] インセルは、今後期待される神経生物学的研究や遺伝研究の成果を診断基準によりよく統合すべく、新しい分類体系を確立するための研究パラダイムを前進させるべきだという。そしてそのような分類体系ができあがることで、よりよい治療ゴールが明らかになるとする。二〇一七年にカルコーンは、RDoCについて作業が進行していることを報告している。

当然のことながら、このパラダイムに向けて資金を供給しているNIMHを含む多くの領域で、RDoCに対して深刻な懸念が表明されている。技術の限界がまったくないものとしてこの研究を進めることができるようであるとか、研究そのものが誇大宣伝されているのではないかという。注目すべきことで忘れられがちであるのが、このパラダイムは臨床場面ではうまく機能しない可能性があると言明しているのはインセルその人であるということである。

精神科診断学は今まさに危機的状況にあるのかもしれない。振り返ってみて、DSM－5におけるディメンション主義へのパラダイムシフトが失敗したことや、今後数十年の間には臨床的な実りが得られそうにないと提唱者が認めているRDoCを批判することは簡単である。だが、ディメンション理論全体を退けてしまうことは問題である。さまざまな理由で、多くの研究者が診断分類体系にディメンショナルなアプローチを加えることを支持してきている。精神分析から離れたロビンスとギューズによるそもそものパラダイムシフトにおいても、主要な精神障害への二分法的アプローチ（そこに属するか、否か）には、妥当な診断カテゴリーを使っても、実際に存在する少数の患者の診断についての問題を生じていた。「診断基準を満たさない」疾患の患者を除外してしまうことを避けるために、DSMシリーズは非定型／特定不能のカテゴリーを維持してきた。そのような側面においてはディメンション理論が有用かもしれないのだが、フィールド全体としてはおそらく留保のままであろうとセントルイス学派は考えている。

以上、DSM－Ⅲの発表からDSM－5までの歴史を、主にセントルイス学派の最新の教科書(44)から引用・要約した。

DSM分類の特徴、長所と短所

DSM分類をその歴史を踏まえて、伝統的精神医学と比較した特徴が表6－3である。前述したように、DSMは、精神医学上の疾患定義を棚上げにして、全体を精神障害としてまとめている。したがって「疾患的であるか、ないか」の鑑別は必要なく、了解概念を採用していない。そして伝統的精神医学の短所を補うべく、いくつかのポリシーを明確にしている。横断面の状態像・症状構成を重視することは、彼らの主張の

表 6-3　DSM の特徴

1	精神医学における疾患の定義を棚上げし、全体を精神障害（disorder）の水準でまとめている
2	横断面の状態像・症状構成を重視する
3	無理論（atheoretical）。特定の理論に与せず、中立的であることをモットーとする
4	カテゴリー間に明確な境界線を引いている（操作的診断）
5	monothetic（すべての項目を満たすことを条件とする）ではなく polythetic な診断基準を採用、臨床の実態との整合性は高まる
6	了解概念（了解的関連）はごく一部の精神障害（心的外傷およびストレス因関連障害群）にしか採用されていない
7	その改訂過程からは、カテゴリーによる疾患単位論が暗黙の前提となっているようにみえる

ように特定の理論に与しないこととも関係があるのだが、そこに探すべき疾患が現れているはずという期待も込められている。大きな特徴は操作的診断で、これによって各カテゴリー間に明確な境界線を引く。この境界線設定について注意すべきなのは、起点となったDSM-Ⅲにおいては十分なエビデンスの蓄積がなく、エキスパートコンセンサスによって設定されていたことである。各カテゴリーはあくまで作業仮説で、この作業仮説を使ってさまざまな研究が行われ、エビデンスが集積され、それによって診断基準そのものの妥当性が評価され、より適切な新たな診断基準が作りあげられるというのが当初の構想であった。このプロセスを繰り返すことで、いずれは目指す疾患の表現型と目される均一なグループを抽出することができると想定していたのであろう。この発想は、ある一つの疾患は、疾患の原因、症状、転帰、治療が同一であるというクレペリンの疾患単位論に近いもので、セントルイス学派が新クレペリン主義とも呼ばれていた理由でもある。

均一な標本を集めることを目標とするなら、診断基準はすべての項目を満たすことを条件としたもの（monothetic）に限るのだが、そうすると疫学調査でも条件のいくつかを欠く症例が多数出てきてしまう。そのような不都合を避けるために、すべての項目を満たすのではなく、そのうちのいくつかを満たせば診断ができるよう、カテゴリーの範囲に幅を

表6-4　DSMを使った診断

1	横断面の状態像（現在の症状構成）を重視する
2	患者への問診から、現在認められる症状の種類、その程度、必要があれば持続期間、日常生活への影響を評価する
3	認められる症状を数えあげ、診断基準の各項目に照らし合わせる
4	複数の障害の診断基準を満たす場合は、併存症として記載する
5	診断を厳密にする場合は、構造化面接や評価尺度を使う

もたせるように工夫されている。

診断も伝統的精神医学とは違う（表6－4）。医師は、感情移入しながら患者に何が起きているのかを把握するのではなく、少し距離を置いて、医師主導の問診から、いわば外側から患者を観察する。縦断的なストーリーよりも、現在の症状構成の把握を第一義とする。どの程度厳密に行うかは別として、原則的にはあらゆる症状の有無をチェックする。あとは診断基準と照らし合わせるのだが、診断が導かれるアルゴリズムも用意されている。「客観性」に重きが置かれているので、質問の文言が決められた構造化面接や、統計的な処理ができるような評価尺度もある。ただし、ここでいう「客観性」はあくまで括弧つきでしかない。形而下にある身体的事象に備わる自然科学的な客観性ではなく、形而上の主観的体験（精神症状）を客観的に扱えるように工夫しているのである。症状すべてをチェックすると複数の精神障害が診断されること（併存症 comorbidity）が少なくないことも、操作的診断を採用しているこのシステムの特徴である。

表6－5にＤＳＭの長所と短所をまとめた。長所として、ＤＳＭでは患者を診察し、所見が取れれば必ず診断名がつく。ＮＯＳ（特定不能）を含めれば、必ずどこかに分類することができるので、診断に迷うということが少ない。一回だけの問診でも診断可能であることも利便性が高い。加えて診断の信頼性が検討されていることも、調査・研究には重要である。出発点であったＤＳＭ－Ⅲは違うが、その後の診断基準の改訂はある程度のエビデンスに基づいている。結果的に、ＤＳＭは今や

表 6-5　DSM の長所と短所

長所

1　診断基準はある程度のエビデンスに基づいている
2　どこかのカテゴリー（NOS を含む）に分類することができる
3　1 回の問診で診断をつけることができる
4　診断の信頼性（評価者間の診断一致率）が検討されている
5　グローバルに通用する診断分類である
6　治療の有効性などのエビデンスの蓄積がある

短所

1　カテゴリーの妥当性が保証されていない（カテゴリーの妥当性問題）
2　polythetic（monothetic ではない）な診断基準を採用しているので、カテゴリーそのものは異種混合
3　カテゴリーごとにエビデンスの多寡がある
4　1 つのカテゴリーだけを改訂することができない
5　臨床家にとっては、病名、それぞれの診断基準、診断アルゴリズムを記憶することが簡単ではない、DSM が要求するような厳密な診断は必要ない
6　研究面では、厳密に診断基準を当てはめると基準を満たすことができない症例が少なくない、併存症が多くエントリーできない
7　診察態度が非人間的になる傾向がある

グローバルに通用する診断分類となり、多くの研究や調査がこれに則っている。

しかし、この体系にも短所がある。カテゴリー（類型）そのものの妥当性（validity）がたびたび疑問視されてきたこと（カテゴリーの妥当性問題）は、何よりも深刻である[26]。カテゴリーに妥当性があるという前提があってのエビデンスである。もしカテゴリーの妥当性が危うくなれば、長所そのものの根底が揺らぐ。

精神症候学によって規定されるカテゴリーが妥当であるという検証は、生物学的精神医学の成果からもたらされることがずっと期待されてきた。しかし、DSM－Ⅲから約四〇年が経過しようとする今日、主要な精神障害の身体的基盤はいまだ解明されていない。一九七〇年当初のロビンスとギューズ[51]の構想のようには、歴史は展開しなかった。クレペリン以来すでに一〇〇年を経過しているわけだが、われわれは精神症候学によって規定される疾患単位の確立に一度も成功していない。その事実をあらためて確

認した四〇年といえるかもしれない。業を煮やしたＮＩＭＨは、ＤＳＭ－５とは別の新たな精神障害の分類体系ＲＤｏＣを提唱した[20]。今や米国精神医学は臨床と疫学統計調査を目的とするＤＳＭ－５と、生物学的研究を目的とするＲＤｏＣという、二つのまったく異なる分類体系が並立する異常事態、カオスに陥っている。このＲＤｏＣについても、生物学的精神医学において有用な分類として定着するかどうかはもう少し見守る必要があるだろう。

カテゴリーの妥当性問題以外の短所についても簡単に説明を加えておく。カテゴリーにある程度の幅をもたせようとして工夫された polythetic（多面的）な診断基準であることは、カテゴリーそのものが症候学的に異種混合（heterogenous）となってしまうという、表裏一体の短所があることを意味する。また、診断基準の改訂はエビデンスに基づいていると述べたが、たとえば major depressive disorder と dysthymia とでは蓄積されたエビデンス量に雲泥の差がある。ひとたび診断基準が改訂されてしまえば、それ以前の研究との比較はできなくなってしまう。有効な改訂をするためは、各カテゴリーについて十分な研究が行われることが理想なのだが、カテゴリーごとの研究成果の多寡は如何ともしがたい。あまり気づかれていないが、ＤＳＭではある一つのカテゴリーだけの診断基準を変更することができないという短所もある。各カテゴリーには周辺カテゴリーとの境界があるので、一つを変更すると全体に波及する可能性がある。また臨床家にとって、多くのカテゴリーの診断基準を暗記することは簡単ではない。そもそも作業仮説でしかない（いつかは改訂される）なら、日常診療で厳密に適用する意義があるのだろうかと、忙しい臨床家は思うかもしれない。研究面でもプラスばかりではない。研究対象として適切だと思った患者が、厳密に診断基準を当てはまると基準を満たさなかったり、併存症ではねられたりということもある。さらにアンドレアセン[5]は、ＤＳＭ－Ⅲ導入後の予期せぬ結果として、精神科医の診察態度から人間性が失われつつあるという懸念を表明している。

そして「学生は過去の偉大な精神病理学者から（精神病理の）複雑性を学ぶより、DSMを記憶するように教えられるようになった。米国においては、二〇〇五年までに、現象学の死と表現されるほどに、その衰退は深刻である」と嘆いている。

筆者は、あらゆる側面において伝統的精神医学が優れていると主張するつもりはない。伝統的精神医学による分類、DSM分類、それぞれに特徴があり、長所・短所がある。両者は本来対立するものではなく、目的に応じて使い分けられるべきものである。目の前にいる一人の患者を対象とする臨床場面では、伝統的精神医学のほうが、患者についてより深い理解が得られ、診断プロセスそのものが治療的（精神療法的）で、一日の長があると思う。臨床場面でも、治療薬の選択にはDSMに基づいたエビデンスが参考になる。集団を対象とする統計疫学調査には、グローバルスタンダードとして通用するDSM（あるいはICD）を使うのがよいだろう。

精神障害の身体的基盤を究明するためにも使われていたDSMだが、今後、その役目は、まだ産声を上げたばかりのRDoCが担うのだろうか。多くの精神障害の身体的基盤が明らかになった暁には、精神科治療学は大きな変貌を遂げているかもしれない。ただそれには相当の時間が必要だろう。「待ったなし」の臨床現場では、精神医学はまず目の前にいる一人の患者に役立つものでなくてはならない。たとえ不十分ではあっても、現時点でわれわれが使える診断技術や治療についての知見を最大限に活かすためには、伝統的精神医学の視点は有用であると筆者は信じている。ウェステン[63]の提唱するプロトタイプ診断（prototype diagnosis）は伝統的精神医学に近い思想であり、米国でも筆者と同じような主張があることを付け加えておく。

第7章　精神障害の流行現象とその背景について
——うつ病を中心に

精神障害の流行現象

ここでは精神障害の流行現象について論じたい。もちろん、精神障害はインフルエンザのように人から人へと感染するわけではないが、これまでにも何回かブームのようなものがあった。筆者が精神科医になって以来、三〇年以上が過ぎるが、その間にも振り返ってみると、摂食障害、境界性パーソナリティ障害、多重人格（解離性同一性障害）、うつ病、心的外傷後ストレス障害（ＰＴＳＤ）、双極Ⅱ型障害、発達障害（アスペルガー障害）、注意欠如・多動性障害（ＡＤＨＤ）、ギャンブル障害、クレプトマニア（窃盗症）などが思い浮かぶ。ブームとはいってもその程度はさまざまで、ある特殊な社会領域に限定されて話題になるもの（司法精神医学領域の多重人格やクレプトマニア）もあれば、一般臨床の範囲で頻繁に取りあげられるもの（境界性パーソナリティ障害や双極Ⅱ型障害）、さらには臨床現場を超えてメディアで盛んに取りあげられ世間を賑わせるもの（うつ病、発達障害、ＡＤＨＤ）まである。

流行現象になって取りあげられた病名に何か共通点はないだろうか。そういえば、統合失調症や双極Ⅰ型障害、アルツハイマー型認知症、ピック病の流行はこれまで聞いたことはない。危険ドラッグによる精神障害の流行はあったが、これは薬物の供給が関係しており、まさに人伝いに感染のように広がったもので、上記のそれとは事情が違う。こうしてみると、世間を巻き込むようなブームになるのは、そのほとんどが「疾患的ではない精神障害」であることに気づく。

「疾患的ではない精神障害」つまり「心の性質の偏り」に含まれる類型は、さまざまな社会不適応を類型化したもので、社会文化的側面が色濃く影響する。落ち着かない、片づけられないという社会的な問題点がADHDの特徴と指摘されると、あっという間にADHD患者（自称を含む）が増えたようにみえる。人との協調性が社会的価値として強調されると、協調性に少し問題のある人が集団の中で浮き上がって目立つ。「KY（空気が読めない）」なる流行語が生まれ、その特徴が発達障害と関連づけられると、瞬く間にアスペルガー障害が広がった。アスペルガー障害の場合は、ネガティヴな側面だけでなく、たとえばエジソンにはその傾向があったとか、有名人と、とくにその成功と関連があると指摘されると、違う形でブームに拍車がかかる。米国では、アスペルガー障害のある子どもたちに手厚い教育を提供しようとしたところ、わが子の「アスペルガー障害」の診断を求めて精神科医療機関を受診させる親が急増したという[13]。

理念型と流行

このような流行現象が身体医学では起こらないのはなぜか。これは当然といえば当然のことである。インフルエンザが心配なら医療機関を受診して検査を受ける。そこでインフルエンザであるか、ないかの一応の決着はつく。身体医学において疾患診断は、自覚症状ではなく、さまざまな臨床検査が決定打となる。もちろん身体医学でも病歴聴取と問診は欠かせないが、それだけで診断が下されることはない。そこで得た情報を参考に、必要な検査が計画され、その結果に基づいて疾患が診断される。ところが、主要な精神障害の類型はこの診断にかかわる最後のステップを欠く。それらは実在ではなく理念型として提唱されたものであるから、その臨床診断は、もっぱら病歴聴取と精神的現症から導かれるわけである。患者が自分自身の精神状態をどのように語るのか（何を語り、何を語らないのか、またどこを強調するのか）、また患者を観察するわれわれが、患者のどのような側面に注目するのかによって、臨床診断は大きな影響を受けることになる。精神障害の流行は、臨床診断に理念型を使っていることと深い関係がある。

そのような精神障害の流行現象の代表例として、ここではわが国の「うつ病」流行について取りあげてみたい。

「うつ病」流行

わが国だけでなく米国においても、「うつ病[13]（major depression：MD）」と診断される人が急増していることが大きな社会問題となっている。フランセス、パリス[46]はこの急増を、diagnostic bubble、false epidemics、あるいはfadと表現しているが、ここでは「流行」と訳しておく。わが国の「うつ病」流行というと、いわゆる「新型うつ病」を思い起こす人も少なくないだろう。その呼び名からしても従来型のうつ病と対比して初めて意味のある概念なのだが、ここでは「従来型」あるいは「新型うつ病」そのものを具体的に取りあげるつもりはない。むしろ、その背景にあって、われわれの視野になかなか入ってこない要因を取りあげる。

ここでのうつ病の表記についてだが、括弧つきの「うつ病」はMDを、ただ単にうつ病とある時には、特定しない類型概念としてのうつ病を示している。内因性うつ病を示したい時には、内因性うつ病と表記している。

内因性vs反応性抑うつ――米国精神医学の誤解

わが国では、うつ病の表記・呼称をめぐる問題がしばしば取りあげられてきた。DSMのMDを「うつ病」と訳してよいものかどうか、従来の内因性うつ病（endogenous depression）と同一視してよいものかという議論である。これは、理由を問わない抑うつ概念であるMDには、理由のある抑うつ（何かの理由があって悲しむこと）、つまり疾患的ではない抑うつ（たとえば抑うつ体験反応や神経症）と内因性うつ病とが混在しているのではないかと考えられていることからくる議論である。少なくとも、かつてのわが国においては、抑うつについて、それが「疾患的であるか、否か」の鑑別は、抑うつ状態を観察したら最初に行うべきプロセスであった。われわれにとってはごく当たり前に思えるこの鑑別が米国精神医学にはないのである。これはなんとも不思議なことのように思えるのだが、彼らが関心を寄せるのは「その抑うつは精神障害か、否か」であって、「その抑うつは疾患的であるか、否か」ではない。一見すると同じように思えるが、二つの視点の違いをもう少しくわしくみてみよう。

うつ状態の鑑別について、米国精神医学はどのように考えてきたのであろうか。セントルイス学派の*Psychiatric diagnosis*の最新版（二〇一九年）を参照してみよう。同書にはその初版（一九七四年）から、ヨーロッパでは内因性vs反応性の鑑別があることが記されている。クレペリンは、躁うつ病は一般的に社会・心理的な要因とは無縁に生ずるのものだから、その原因は内的原因（内因性 innate）であると主張した。フロイトに代表される精神分析学者はこれに異を唱える。フロイトは「喪とメランコリー」（一九一七年）で、うつ病の精神分析学的な発生機序について論じた。うつ病には、愛する対象の喪失に対する反応という、喪のプロセスと共通するものがあると仮定したのである。セントルイス学派は、内因性抑うつと反応性抑うつの違いについての論争の発端が、クレペリン学派とフロイト学派の精神現象に対する異なる視点と関連があるとみている。クレペリン学派は、一九世紀のドイツ医学の伝統に従って、症候群の症状を丁寧に記載することで、病的な行動の境界を明らかにしようとした。対するフロイト学派が探し求めたのは、精神現象の心的メカニズムであった。それは病的状態において最も明らかになるが、それに限らないもので、最初から正常心理と連続するような心的メカニズムを見出そうとしていた。そのような精神現象に臨む態度の違いから、クレペリン学派は重症の入院患者をよく観察し、フロイト学派は軽度の外来症例を扱うようになっていた。クレペリン学派がみていた内因性うつ病は精神病に相当するものであるのに対し、フロイト学派がみていた反応性抑うつは、それを惹起する出来事の直接的な結果であるか、社会・心理的ストレスに対する個人独特な反応、つまり神経症に相当するものであった。両者は治療反応性にも違いがあることが仮定されていて、反応性抑うつは内因性抑うつよりも身体的治療への反応性が乏しく症状がより軽いと理解されていた。ここからがセントルイス学派の真骨頂である。彼らはこの治療反応性の違いに注目する。治療反応性は、カテゴリーの妥当性を検証する重要な局面であった。そして文献調査によって、抑うつについてのこの仮説は実証されていないとした。内因性 vs 反応性の鑑別が破棄されたのはそのような理由からで、かくしてDSM－Ⅲ以来、MDは理由の有無を問わない抑うつ症候群として継承され続けることになる。

　このようにセントルイス学派は、内因性 vs 反応性の鑑別は、クレペリン学派とフロイト学派の視点の違いが発端であると主張しているが、よくよく考えてみるとこれは少しおかしい。フロイトが「喪とメランコリー」で取りあげたのは、他ならぬ内因性うつ病であったと思う。そもそも内因性vs反応性の鑑別は、クレペリン学派にしかない視点なので、両者の対比をクレペリン学派vsフロイト学派の理論的対立という文脈で理解することは見当違いではなかろうか。たしかにフロイト学派は、内因性うつ病を広く「反応」という文脈で理解しようとした。またアドルフ・マイヤーは、統合失調症をはじめとする多くの精神障害を反応性と表記した。ここでいう「反応」がすでに、クレペリン学派に始まる伝統的精神医学が理解するところの反応とは意味が違うのである。伝統的精神医学で「反応性」と表記すれば、それは基本的には意識内に生じている精神現象に限られている。反応性抑うつなら、体験に対する、打てば響くような感情的応答（抑うつ）で、了解的関連で理解できるものを意味している。一方、精神分析学派の「反応性」はある特定の精神現象の特性を指すのではなく、あらゆる精神現象の関連の理解に使う、より普遍的かつ理論的なメカニズムである。そして了解可能な範囲を意識内だけでなく、無意識にある心的要因との関連にまで広げている。ヤスパースはそのような違いをはっきりさせるために、フロイトのこのような了解の仕方を、「かのごとき了解」と批判したのである。同じ「反応」という用語を使っていても、意味するところが決定的に違う。そもそもの内因性vs反応性抑うつの鑑別は、了解概念・生活発展の意味連続性という視点から生じたもので、両者には質的な違いがあると考えられている。この鑑別について最も丁寧に論じているのがシュナイダーなのだが、*Psychiatric diagnosis* にその記述をみることはない。

米国精神医学は、了解概念の枠外で発展してきたものであるのだが、それは今日、ＭＤと診断される患者の中に「疾患的である抑うつ」と「疾患的でない抑うつ」が含まれるという、米国側の主張にもその影を落としている。フランセス、ホーウィッツらは、抑うつの重症度にその違いを求め、重度の抑うつが疾患的なもので、軽度の抑うつが疾患的でないものと主張している[13][18]。たしかに傾向としてはその通りだが、重症度に両者の本質的な違いがあるわけではない。日常生活に影響を与えない程度の軽度の抑うつが内因性うつ病の症状であることもあれば、抑うつ体験反応が重度の抑うつに至ることもある。

内因性vs反応性の認識が世界の中で最も浸透しているのは、わが国であるように思う。「うつ病」流行に終止符を打つことができる最も近い位置にあるのは、もしかすると、伝統的精神医学の思想が残る日本の精神医学かもしれない。

テレンバッハのメランコリー論、発病状況論

テレンバッハはわが国の精神病理学的なうつ病研究に多大な影響を与えた。彼のメランコリー論[61]においては、几帳面性と対他配慮を中心に据えたメランコリー親和型性格をもつ人が、その性格傾向ゆえにメランコリーを発症することになる前メランコリー状況に陥っていくとされる。そこで彼は注意深く、前メランコリー状況とメランコリー発症との間には断裂（Hiatus）があると指摘している。この断裂とは、内因性精神病のメルクマールであった発生的了解不能、生活発展の意味連続性の中断を意味するものに他ならない。彼は、メランコリーが、ある特異的性格者の体験反応ではなく、「精神病」（疾患的）であるということに注意を促している。テレンバッハは現象学的人間学派を代表する精神医学者だが、それでも伝統的精神医学・ハイデルベルク学派の思想をしっかりと踏襲している。

わが国では、テレンバッハのメランコリー親和型うつ病こそが、うつ病の典型・中核群として捉えられてきた。それは病前性格と発病前状況との関係という重要な視点をわれわれに与え、一九七〇年代から八〇年

代にかけて、活発な発病状況論が展開されることになる。彼のメランコリー論はわが国では有名だが、英語圏ではほとんど取りあげられなかったし、もしかすると世界の中で日本で最も浸透したといえるのかもしれない。これには理由がある。彼は「メランコリー」の中で下田光造の執着気質を高く評価している。ドイツ精神医学を範として展開してきた日本の精神医学がハイデルベルク大学の教授から一目置かれたわけだから、これはとても名誉なことであっただろう。そして、当時の日本の状況、高度成長期にあった日本人の一般的な心性にこのメランコリー親和型に通ずるものを見出すことは難しくない[55]。わが国で展開されたうつ病の発病状況論は、テレンバッハのメランコリー親和型性格をプロトタイプとしているところに大きな特色がある。その集大成として、笠原・木村のうつ状態の分類があった[23]。これは抑うつ状態の臨床的な鑑別診断にとても役立つものであった。

しかしながら、振り返ってみると発病状況論には潜在的な落とし穴があったようにも思える。どのような人が、どのような状況で、あるいはどのような体験をすることによって抑うつに陥るのかということに強い関心が向けられると、そこに「断裂がある」ことが棚上げされてしまうのではないかという懸念である。たとえば、笠原・木村分類にみる葛藤反応型うつ病という分類はどう理解すべきだろうか。これは葛藤反応なのか、それとも内因性うつ病なのか。両者の鑑別が実際の臨床ではしばしば難しいことは十分承知しているものの、発病状況論においては、偏った性格傾向のある人の抑うつ体験反応を、疾患であるうつ病と混同する可能性が潜在的にあったように思える。ところが、そのような心配とはまったく関係なく、わが国で展開されてきた発病状況論は、一九八〇年代後半から急速に衰退することになる。ＤＳＭ－Ⅲにおける ＭＤの登場である。

生物学的精神医学の台頭と了解概念の不在

ＤＳＭ−Ⅲ登場の背景には、生物学的精神医学の台頭があった。心の障害を脳の水準に還元しようとする姿勢は、自然科学的医学が強く支持するものだろう。自然科学は実証主義を重視する。医学においてはＥＢＭである。精神医学は、実証主義的手法を積極的に導入することで、自然科学的医学の仲間入りをさせてもらったというべきかもしれない。しかし、皮肉なことにそれによって失われるものがあった。疾患的であるものとそうでないものとの鑑別のために重視されてきた了解概念は、エビデンスの前に退かざるを得なかったのである。あるいは、精神医学の発展を阻むものとして遠ざけられたといえるかもしれない。

興味深いことに、米国精神医学のかつての主流であった精神分析学と現在のメインストリームである生物学的精神医学には、意外な共通点がある。精神分析学は、ヤスパースにより「かのごとき了解」として了解概念から排除された。そして今度は了解概念が、脳科学に代表される生物学的精神医学により、非実証主義的な理論として排除されたのである。米国精神医学の歴史は、了解概念の枠外で発展し続けてきたとみることができる。かつての「無意識」が「脳」に置き換えられただけという皮肉な見方もできなくはないように思う。今や精神医学の関心は、心から脳へと移り変わりつつある。筆者はその方向性を否定するつもりは毛頭ない。精神医学が自然科学的医学にも根ざしている以上、そのような方向性が必要とされるのは当然のことである。その一方で、心そのものを独特な方法論で取り扱う精神病理学への関心は著しく低下してしまった。かろうじて精神症候学だけが、研究対象を集めるためのツールとしての役割を与えられているようにさえ感じられる。うつ病だけでなく、気分障害全般についていえることだが、主要な関心は、もっぱら横断面の病像・症状構成や性格から読みとられる気分の色調とその程度にあって、そこにもっともな理由（ストーリーまたは文脈）があるのかないのかは重視されていない。

学生に「わが国のうつ病の原因は何か」という問いを投げかけてみると、リストラ、ハラスメント、末期がん、介護問題といった答えが自然と返ってくる。日本人が抱える重いストレス状況は何かと考えて答えているのである。ここには、内因性うつ病と心因反応との鑑別という視点はない。この問いはトリッキーなものである。「うつ病」をMDと捉えるなら、学生の答えは間違ってはいない。しかし、この同じ問いをDSM－Ⅲ登場以前の精神科医に投げかけたらどうだろうか。四〇年前にも、失業やいじめ、末期がんはもちろん社会的な問題として存在していた。そのような深刻な悩みを抱えている人は少なくなかったはずだが、彼らが精神科を受診することはそれほど多くはなかったように思う。それは人生の問題であって、疾患であるとは認識されていなかった。実際にそのような患者が受診すれば、（内因性）うつ病ではなく、心因反応・抑うつ体験反応という診断が下されていたはずである。内因性うつ病は、理由がないのに気分が変動することが最も重要な特徴であった。

了解可能性あるいは生活発展の意味連続性を退けてしまうと、うつ病概念は、正常心理の延長線上に生ずる、さまざまな抑うつ（精神病ではない抑うつ）までも取り込んでしまう。こうしてみると、内因性うつ病概念の歴史的連続性が途絶え、概念が拡散するとともに、わが国では「うつ病」が急増し、いわゆる「新型うつ病」が話題に上るようになったといえそうである。

「うつ病」流行の背景

「うつ病」流行の背景を考えてみる。フランセスは、DSM-Ⅳが誤った使い方をされ、いくつかの精神障害について、診断バブル、見せかけの流行を来していると指摘している[13]。自閉症、ADHD、子どもの双極性障害、PTSD、そして「うつ病」がここに含まれている。

これまでの論考から、「うつ病」流行の重要な要因として、内因性うつ病以外の多くの「疾患的ではない抑うつ」が含まれている可能性を指摘した。ここからは「疾患的ではない抑うつ」について考えてみたい。誤解を招かないように断っておくと、新たな類型を提唱しようとするわけではなく、いくつかの要因を指摘するだけである。脳・生物学的な背景ではなく、心理そして社会・文化的側面から「うつ病」と診断される患者についての考察である。

デモラリゼーション

リストラ、就職難、いじめに苦しむ人、手遅れのがんに侵され失意の底にある人など理由のある抑うつにMDの診断が下されることは少なくない。このような失意に沈む人の心理状態を適切に表現した術語にフランク[14]のデモラリゼーション（demoralization）がある。フランクは、精神療法を求める患者に共通する心理に注目した。患者は、周囲のあるいはみずからの期待を満たすことができず、希望を失い、さまざまな程度の無力感、失望感、混乱、主観的な無能感を体験する。デモラリゼーションの一次性変化は、感情面での不安や抑うつで、その多くは適応障害、従来の病名でいえば抑うつ体験反応あるいは神経症と診断されるだろう。

しかし、その程度が重くなれば、MDの診断が下される。とくに軽度から中等度のMDにこのデモラリゼーションが含まれていることは疑いようがない。ホーウィッツら[18]が *The loss of sadness* で取り上げた「理由のある悲しみ」も同じものを指している。デモラリゼーションは程度の差こそあれ、本質的には正常心理の枠内にある心の動きである。

内因性うつ病なのか、デモラリゼーションなのかにこだわるのは、単にレッテル上の問題ではない。同じように語られた抑うつであっても、意味が違ってくるはずである。同じ「憂うつ」という言葉で語られたものは、はたして同じものなのだろうか。「憂うつだ」と言っているのだから、それは同じ脳の状態なのだという認識は、あまりに単純である。デモラリゼーションの抑うつはその人にとって大いに意味あるものだが、内因性うつ病の抑うつは本質的には無意味なものであろう。デモラリゼーションにおいては、そもそも疾患に対して使われる「症状」という言葉すら似つかわしくない。生じている抑うつは、その状態を反映している脳の伝達物質の動き方から説明されるべきものではなく、患者の性格（物事の捉え方・考え方・反応の仕方）、状況、そしてそこでの体験といった、連続性のある心の動き（一続きの切り離すことのできないストーリー）として了解されるべきものである。内因性うつ病においては、抑うつは「症状」として、取り除かれるべきもの、治療されるべきものである。これに対しデモラリゼーションでは、それは取り除かれるべきものではなく、まず共感されるべきであり、患者がそれを乗り越えてゆくことを手助けすることが精神科医の役割である。今日「新型うつ病」と表現される患者の中に、デモラリゼーションがさまざまな形で修飾された心理状態があるのではないか。

ルサンチマンと目的反応

デモラリゼーションの純粋な表現型は悲哀や失意、諦めだが、そこから新たに発展する心の動きもある。上司と部下、雇用者と被雇用者、親と子、教師と生徒、金持ちと貧乏人、健康な人と病気に苦しむ人など、社会にはさまざまな価値からみた強者と弱者あるいは勝者と敗者の関係がある。弱者の悲哀や諦めが、強者への恨みを含んだ屈折した感情を生み出すことがある。ニーチェ[43]はそれをルサンチマンと表現した。樽味[60]のディスチミア親和型うつ病にみられる他罰性にも、ルサンチマンの成分を読みとることができるように思う。ルサンチマンには、純粋な反応、打てば響くような感情的応答とは言い切れない判断や思考が含まれている。みずからを弱者と位置づける社会的価値観を否定し、立場を逆転しようとする心の動きである。上司からの厳しい叱責は、本人がそれで傷ついたと感ずると、ハラスメントという着想に結びつく。ハラスメントと「うつ病」との関連がクローズアップされる現代では、ルサンチマンが容易に表出される。訴えることで身を守ろうとする保身の心理が働いているといってもよいかもしれない。

職場の上司にパワーハラスメントを受けうつ病になったので診断書を出してほしいと、受診の目的をはっきりと口にする患者がいる。そこまで積極的ではなくとも、診断書をもらって職場から離れたいと密かに願っている患者は少なくない。そして医師の前で、いかに自分がひどい仕打ちを受け、苦しい思いをしたかを滔々と訴える。本来は人生の問題であるはずの難局を、医療の場に持ち込み、なんとかして当面の苦境を乗り切ろうとする。そのような心の動きを、シュナイダー[54]は目的反応（Zweckreaktion）と呼んだ。目的反応は、打てば響くような狭義の反応（感情的応答）ではない。それは目的を意識した志向性であり、意志であり、その目的は、（表面的には）不快な状況を避けたいという現実逃避にある。より正確には、たとえば出社しなければいけないという意志・義務感と、これ以上傷つきたくない・職場を離れたいという意志との葛藤から生じたもので、その葛藤から逃れる手段としてうつ病を利用しようとする心の動きである。目的反応にみられる一連の心の動きにおいては、生活発展の意味連続性はむしろ強く保持されている。抑うつは患者の現在にとって欠くことができないもの、簡単に取り除かれては困るものといえるかもしれない。

自己暗示と自己診断

そのような目的反応への心の動きは、それ自体が強い自己暗示の効果をもっている。ここに自己診断の問題がある。この情報化社会の時代においては、誰でも簡単にＤＳＭやＩＣＤの診断基準にアクセスすることができる。しかも、その診断基準は日常生活用語で表現されているから、高校生程度でも十分に理解できる。そしてうつ病概念は理念型である。私たちが患者を診察する時と同じように、患者は提示されている基準をみずからに物差しのように当ててみるのである。すると、たいていはいくつかの基準が当てはまるだろう。厳密には当てはまらなくとも、その気になって自分の中に探し出そうとして、基準のハードルを少し下げてみれば、簡単に見つけ出すことができる。そこで「自分はもしかしたらうつ病ではないか」と思い始める、それが自己暗示である。

ヤスパースは自己暗示について次のように述べている。「何かの了解しうる理由からある観念や期待が浮かび上がると、直ちにその人の精神生活の中でその内容が現実化される。ある事柄が推測されるともうそれが本当だと確信してしまう[22]」。自己暗示が働くと、少なくとも精神科医を前にした診察室での患者の陳述は、たちまち完成された病像へと近づいていく。われわれの臨床診断は患者の言動に重きを置かざるを得ないのだが、この自己暗示の影響は看過できない。現代精神医学は自己暗示の効果にあまりに無防備であるように思う。評価尺度においては患者の言葉をそのまま鵜呑みにして症状として取り扱うが、質問はいわゆる消極的暗示の形をとっている。被検者は容易に、「うつ病についての評価をしているのだな」と気がつくだろう。積極的な参加者を募る新薬の臨床治験に影響はないのだろうか。目的反応のニュアンスのある患者がごく一部であれば大きな問題とはならないだろうが、かなりの部分を占めるようになれば看過することのできない影響を及ぼすだろう。プラセボ反応の増加とも無関係ではないように思える。いわゆる「新型うつ病」と呼ばれる患者の心理にも、目的反応と自己暗示のニュアンスを感ずることが少なくない。

疾患喧伝

この自己暗示を強く促す社会の動きがあることも見逃せない。疾患の実在とその診断が明確である身体疾患においては、早期発見・早期治療は、そのどちらもが可能であれば、福音となる。しかし疾患定義そのものが作業仮説・理念型であるうつ病についての早期発見・早期治療については、プラスの側面ばかりではない。わずかな診断基準の変更が、予想外の爆発的な過剰診断と流行をもたらす。そのような精神障害の流行の強力な牽引力が、疾患喧伝（disease mongering）である。疾患喧伝とは、製薬会社などが市場拡大を目的に、疾患の診断的境界を拡大し、それについての大衆意識を高めようとすること、啓発することを指した批判的な用語である。その語源はペイヤー[47]の disease mongers（病気を言いふらす人）にあり、Wikipedia では表7－1にあるような実践を含む治療を疾患喧伝としている。

「うつ病」をターゲットとする製薬会社の抗うつ薬の宣伝活動は、すべてではないにしろ、いくつかの点でこれに当てはまる。米国の疾患喧伝の背景にあるものが、向精神薬の宣伝活動である。米国では、特定の医薬品を、その商標名を含め、消費者・一般市民に直接宣伝することが法律で認められている。その宣伝活動は、特定の精神障害への不安をあおり、治療を勧め、医療機関への受診を誘導する。これを擁護する立場

表 7-1　疾患喧伝とされる実践

（Wikipedia〔https://en.wikipedia.org/wiki/Disease_mongering〕より筆者訳）

1	正常な人の体験を、異常であって治療の必要があると述べること
2	存在しない苦痛を本当であると認めること
3	非常に多くの人にそれがあるような疾患を定義すること
4	疾患の原因を何か漠然とした欠損やホルモンバランスの異常と定義すること
5	宣伝活動キャンペーンと疾患を結びつけること
6	ある疾患に関する世間の議論を作りあげようと志向すること
7	治療の恩恵を誇張するために統計を意図的に悪用すること
8	曖昧な臨床的評価項目を研究で設定すること
9	治療に副作用がないと宣伝すること
10	ありふれた症状を深刻な病気として宣伝すること

は、製薬会社は治療可能性の選択肢を呈示する義務がある、実際の処方は患者と医師の間で話し合われるのであって、製薬会社はそこには介入できないと主張する。一方、これを強く批判する立場は、この方法は不必要な処方へと導くものである、そもそも利益追求がその動機である、そして不必要な投与により患者に実害を及ぼす可能性があると指摘する。筆者はもう一つのデメリットとして、疾患喧伝はデモラリゼーションを「うつ病」へと誘導する自己暗示を刺激するものであることを付け加えたい。幸いなことに、わが国では消費者に対する商標名を含む直接宣伝は認められていない。わが国の製薬会社には、米国ですでに現実化しているこの大きな社会的問題を直視し、節度ある対応を求めたいと切に願う。

それと同時に、ここで私たちが気づかなければならないことは、わが国の「うつ病」流行は、疾患喧伝によって引き起こされたものではないということである。米国とは違う、何か別の要因、わが国特有の事情があるのではないか。

わが国特有の背景①：国を挙げてのうつ病啓発運動

厚生労働省によるこころの健康対策のウェブサイト（http://www.mhlw.go.jp/kokoro/nation/dyp.html）をみてみよう。国は、うつ病を、きわめて重要な健康問題として捉え、その早期発見と治療を推進している。国のうつ病対策はもちろん利潤を追求するものではないから、これを疾患喧伝と呼ぶことはできない。このページの「早期発見」の項目に「こころのバリアフリー宣言」がある。これは二〇〇四年に発表されたものだが、このような問いかけから始まる。「あなたは絶対の自信がありますか、心の健康に？」。こう問われてしまうと、「私は自信がありますす」と簡単には答えられない。そして、次の一節が続く。「精神疾患は糖尿病や高血圧と同じで、誰でもかかる可能性があります。二人に一人は過去一ヵ月間にストレスを感じていて、生涯に五人に一人は精神疾患にかかることがあると言われています」。これは強い暗示効果を引き起こすフレーズである。ウェブサイトではうつ病とストレスとの因果関係に加え、見過ごされがちであることへの懸念が強調され、積極的な受診が強く推奨されている。このような国を挙げてのうつ病啓発運動は、メディアとも連動し、地域の至るところで推進されている。最近は見かけなくなったが、「うつは心の風邪」というフレーズもあった。ストレスとうつ病との関連、そして積極的な受療行動にスポットライトが当てられる一方、診察現場での過剰診断、つまりフォールスポジティヴ（偽陽性）が引き起こす重大な社会問題についてはほとんど取りあげられていない。「うつ病」患者は増え続け、そこには長期の復職困難者が含まれている。安静と服薬しか指導しない精神科医も少なくない。内因性うつ病ではなく抑うつ体験反応であるならば、もっと違う対応が必要になるだろう。

わが国特有の背景②：産業メンタルヘルスへの関心の高まり

国家主導のうつ病啓発運動と無関係でないのが、産業メンタルヘルスへの関心の高まりである。ここでの主役はやはり「うつ病」である。ストレスとの関連が明確な適応障害も、症状が重くなれば、「うつ病」と診断される。企業での診療に携わっていると、職場で覇気を失った若者が次々と診療の場に登場する。彼らのほとんどは精神科受診の既往がない。そしてたいていは、職場の人間関係に悩み、上司や先輩から叱責され、ひどく落ち込んでいるわけである。精神科を受診することについては、上司に勧められたし自分も納得しているという。職場を離れたい部下と、部下のメンタルヘルスへの配慮を示したい上司、両者の意図が、まったく違う立場にもかかわらず、精神科受診という方向性では見事な連携をみせている。このような皮肉な連携が生ずる背景に、わが国特有の事情が反映しているのではないか。

終身雇用と明言されてはいないが、わが国の企業は正規社員に対しては手厚い保障を与えている。休職しても簡単には解雇されないし、しかも当分は給与も支給される。このような背景は、少なくとも米国では一般的ではない。上司から叱責され会社に失望したらハラスメントとして訴えるか、さっさと転職することを考えるだろう。人間関係で休みたいという人は、容赦なく解雇されるはずである。そのような文化的背景が、米国と日本では違う。

人間は、当面の苦境から逃れることを最優先する傾向がある。これは危険から身を守ろうとする生物学的な本能といってよいかもしれない。長期的にみて不利益があるとしても、目の前の苦しさから逃れたいという志向性が優先されるのである。目的反応は、まさにそのような心の動きであろう。

国家の主導するうつ病啓発運動、産業メンタルヘルスへの関心の高まり、身分・収入の手厚い保障というわが国特有の事情があり、ここに人間が本質的にもっている不快状況を回避しようとする心の動きが加わる。これらが連動して「うつ病」への自己暗示が誘発されていることもまた、わが国の「うつ病」流行の特色ではないだろうか。

内因性うつ病との関係

「うつ病」流行の背景を分析するために、「疾患的ではない抑うつ」の患者の特徴やそこに作用する心理・社会的要因について考察してきたのだが、見逃してはならないことがある。ここで挙げた要因が、内因性うつ病患者にはまったく無縁のものかと問われればそうではない。とくに内因性うつ病の寛解期や、抑うつ病相がかなり改善し患者が気分反応性（体験反応性）を取り戻した時期には、これらが同じように作用する可能性がある。内因性うつ病患者は、抑うつ病相が終息すれば「元通り」に戻るわけではない。病相を反復することで現実的な損失を被り、たとえ病状そのものは寛解したとしても社会的な困難はよりいっそう募ることもある。ここにデモラリゼーションが生じうるし、本章で指摘したいくつかの背景が、内因性うつ病においても、その病像の多様性・複雑性に一役買っているのではなかろうか。「疾患的である抑うつ」と「疾患的でない抑うつ」との鑑別は理論的には明確であっても、実地臨床においてはそう簡単ではない。しかし、同じようにみえるなら鑑別しなくてもよいということにはならない。「疾患的であるか、ないか」の鑑別、つまり了解可能性に重きを置く精神科医の姿勢そのものが、基本的にはどのような患者に対しても精神療法的に作用することを忘れるべきではないだろう。[29]

第8章　統合失調症とは何か

精神障害のほとんどは、身体医学で使われている意味での疾患単位としては確立していない。統合失調症も例外ではなく、その概念は時代ごとに提唱された類型概念にとどまっていることは繰り返し述べてきた。統合失調症の軽症化あるいは時代による病像変遷がしばしば話題に上るが、それは統合失調症という実体を前提として、初めて論じられることだろう。ところが、われわれはいまだその実体を把握したとはいえない。確実にいえることは、統合失調症はこれまで疾患単位として確立したことはなく、ただ類型概念（理念型）として提唱されてきたということである。一〇〇年前と現在とを比較すれば、「統合失調症」と診断された患者の呈する病像が一致しないことは間違いない。しかしそれは統合失調症の病像が変化したというべきではなく、その時代ごとに何を統合失調症と呼んでいたか、つまりは概念そのものの変遷と考えるべき問題なのである。それを頭の片隅に置き、クレペリンの早発性痴呆に始まる、このおよそ一〇〇年間の統合失調症概念の歴史的変遷を追う。

統合失調症概念の起源——クレペリンとブロイラー[17][48]

(1) クレペリンの早発性痴呆（Dementia praecox）

クレペリンの早発性痴呆概念は彼一人によって導き出されたものではない。その概念がどのようにできあがったのかを、先行する研究との関連をみながら、彼の主要な業績である『教科書（*Psychiatrie*）』について検討してみよう。

早発性痴呆の概念が初めて登場するのは一八九三年の『教科書』第四版である。クレペリンは一八九二年にハイデルベルク大学の主任教授となったが、この第四版はその就任後初めて刊行されたもので、いわゆるハンドブックであったこれ以前の三版とは比較にならないくらいに質量ともにバージョンアップしている。その第四版の精神的変質過程の項に、早発性痴呆、緊張病、妄想性痴呆の三つが挙げられている。

早発性痴呆は、急速に発展する持続性の精神衰弱状態によって特徴づけられ、ヘッカーが一八七一年に報告した破瓜病が引用されている。これとよく似た状態を、フランスでモレルが一八五二年にまさに早発性痴呆の名称で報告しており、クレペリンはその名称を採用した。モレルの早発性痴呆の背景には変質概念がある。当初の変質概念は宗教色の濃いものだったが、一八八五年にマニャンはその宗教色を取り除き、病的変異が遺伝的に伝達され、やがて家系が途絶えるという疾患概念としてこれを定着させた。遺伝を重視する変質理論は精神疾患のモデルとなり、クレペリンもその影響下にあったといえよう。

カールバウムは一八六三年、疾患の横断面ではなく、人生全体にわたって症状を縦断的に観察することの重要性を説いた。精神疾患には、経時的に順を追って変化するものと、変化せず同じ症状群が続くものがあって、前者がより神経衰弱に陥りやすいことに注目したのである。クレペリンはその考えに影響を受け、『教科書』第五版(一八九六年)からは、それまでの横断面つまり状態像による疾患分類から、縦断的側面をより重視した疾患分類を採用するようになっている。もう一つ重要なカールバウムからの影響は緊張病概念である。カールバウムは一八七四年に緊張病のモノグラフを刊行した。カールバウムによれば緊張病は大脳疾患であり、その精神症状はメランコリー、マニー、昏迷、錯乱、痴呆(衰弱)の順に展開する。しかしこの展開は原則であり、このうちのいくつかの病像を欠くこともあるともいう。これをそのまま解釈すれば、その概念は必然的に単一精神病論に近づく。精神症状の他に、さまざまな運動神経系の異常が必須症状として挙げられ、ここに共通するのが筋緊張の亢進(痙攣)であり、それゆえ緊張病という名称が与えられたのである。クレペリンはカールバウムの緊張病をそのまま採用したわけではなく、これを狭く捉え、早発性痴呆の下位類型の一つとみなした[48]。

クレペリンみずからが完成した最後の『教科書』第八版[36](第九版は未完)では、大項目である変質過程は内因性鈍化に名称が変更され、ここに早発性痴呆とパラフレニーが挙げられている。内因性鈍化とは、外的なきっかけなしに内的な原因から生じ、大多数の症例において、強弱の差はあるとしても精神荒廃(人格内部の関連の破壊と情意鈍麻)に至るものとされ、その大多数が早発性痴呆である。外見上は非常に多彩であるが、その共通する特徴ゆえに一つにまとめられ、「単一の疾病過程の現れとみるのが妥当であろうという根拠が増えつつある」と述べられている。クレペリンがとくに重視したのは転帰であった。予後不良の早発性痴呆に対して、予後良好な躁うつ病を対比させる構図を思い描いていたのである。当時クレペリンは、この一つにまとめられた早発性痴呆を疾患単位として捉えており、自然科学の発展によっていずれは神経病理所見が確立し、病気の原因が明らかになるだろうと期待したのである。その定義から明らかなように、早発性痴呆は、統合失調症の慢性的経過、予後不良性を強く印象づけることとなった。クレペリンの影響はドイツ本国だけでなく、英国やスカンジナビア圏、そして日本に広がり、後の chronic schizophrenia、process schizophrenia、nucleus schizophrenia という概念につながっていく。

(2) ブロイラーの統合失調症 (Schizophrenia)

ブロイラーは一九一一年に「早発性痴呆または精神分裂病群 (Dementia praecox or group of schizophrenias)[7]」(原題はドイツ語) を発表した。その著書が英訳されていること、英国で発展した連合心理学を積極的に採用していることから、彼の名は英語圏では早くから浸透した。彼の業績は、連合心理学の採用、症状の理論的理解、そして Schizophrenia という呼称を提唱したことに要約できる[48]。

ブロイラーは早発性痴呆の名称そのものには賛同しなかったが、さまざまな症状を抽出し、分類・整理して早発性痴呆という概念としてまとめあげたクレペリンの業績を高く評価した。そのうえで、この疾患群(ブロイラーは統合失調症群と表現し、統合失調症は複数形となっている) の症状の心理学的な関連を明らかにしようとした。序論[7]を引用すると、「慢性化したり、病勢推進を繰り返したり、それぞれの段階で停止したり、そこに戻ったりするが、おそらく完全に元通りに回復することはないような精神病群を早発性痴呆あるいは精神分裂病という名称で表現する。この精神病群を特徴づけるのは思考や感情や外界に対する関係の特異な変化であって、この病気以外では出現することはない」という。そして「すべての症例に多少の差はあれ精神機能の明白な分裂が存在する。疾患が顕著になると人格はその統一を失い、その時々のコンプレックスが個人を代表することになる」という。早すぎる痴呆化だけが問題ではなく、さまざまな精神機能の分裂が最も重要な特性の一つであることから、精神分裂病の呼称を提唱している。

ブロイラーは診断学上の基礎症状と副次症状、そして理論上の一次症状と二次症状を区別している。臨床的に観察し得る諸症状はまず基礎症状と副次症状に区別される。基礎症状とは、統合失調症に特徴的で、多少なりとも常に認められる永続的な変化であり、診断学上重視される。ここでよく知られたブロイラーの4A、すなわち連合障害（disturbances of association）、感情障害（disturbances of affect）、自閉（autism）、両価性（ambivalence）が登場する。基礎症状は常に認められるものではあるが、疾患が悪化して進行期に至れば、より際立つとされる。したがって日常生活では一見正常か神経質者、あるいは性格偏奇者とみられる人の中に軽度の統合失調症症状のある人がいて、このようなケースを症状が顕在化していない潜伏統合失調症と呼んでいる。統合失調症の臨床診断には障害の程度が問題になることを示唆するものだが、この潜伏型を統合失調症に含むとなると、その裾野は相当広がることになる。

基礎症状・副次症状と混同されやすいのが、一次症状・二次症状である。一次症状とは、疾患過程から直接に生じてくる症状であり、これに対して二次症状とは患者の心性が二次的に反応して生ずる症状を指す。一次症状は疾患の欠くことのできない部分現象であるが、二次症状はその有無も含め変動し得るものである。ブロイラーは、早発性痴呆についてこれまで記載されているほとんどすべての症状は二次症状で、ある意味では偶発的なものであると述べている。一次症状として確実なものはわかっていないと前置きしたうえで、連合障害、意識混濁、抑うつおよび躁性の発作、幻覚への素因、常同症、瞳孔不同、振戦をここに数えあげている。ここでの連合障害は、連合心理学における連合親和性の低下あるいは平坦化という意味である。一次症状以外の二次症状については、感情的に強調されたコンプレックスの影響が述べられている。しばしば指摘されるフロイトの影響は、この二次症状、つまり統合失調症性過程に対する人格の反応の説明によく表れている。早発性痴呆に比べると、より広い統合失調症概念は、精神分析との親和性もあり、ＤＳＭ－Ⅲ誕生以前の米国に影響を与えることになる。

(3) 統合失調症研究の二つの方向性

ほぼ同時期に確立したクレペリンの早発性痴呆とブロイラーの統合失調症という二つの概念は、もちろん共有する部分は少なくないはずだが、その違いも明らかである。前者が縦断的経過とくに転帰を重視したのに対し、後者は横断面の症状分析により重きを置いている。両者の視点の違いは、統合失調症研究の二つの方向性を示しているともいえる。クレペリンは疾患単位の確立、つまり形而下の身体的原因（因果的関連）の追究を究極の目的としていた。それは、おのずと診断学の洗練という方向性を示すことになる。シュナイダー[54]の診断学や今日のＤＳＭ診断もまたその延長線上にあるわけだが、肝心の身体的基盤の追究については二一世紀の今日においても、目立った成果は報告されていない。一方、ブロイラーは統合失調症とは何であるのかという問いを、あくまで形而上の水準で理解しようとする。臨床的に観察される基礎症状を重視し、一次症状から二次症状が生ずる過程を心理的に追うことができるという理論を展開した。これは了解的関連を広げ、統合失調症を理解しようとする志向性でもある。この方向性の研究は、その後、人間学的精神病理学あるいは現象学的精神病理学として花開き、わが国の精神医学史の一時代を築いた。

クレペリンとブロイラーはどちらも、彼らの主張の中でパラドキシカルな側面をもつ。クレペリンは一つの疾患単位を確立しようとしたのだが、全例に共通するような必須の症状を挙げていない。重要な判定基準となるはずの痴呆化（鈍化）についても、すべてがそうなるのではないとも述べていて、症候学的には異質な集合体といわざるを得ない。一方のブロイラーは、必須の基礎症状を挙げていながら、あえて統合失調症群と表現することで病因論的には異質であることを認めている。これらのパラドックスは今日まで、統合失調症概念の背景に残されたままである。[17]

ハイデルベルク学派[16]

ハイデルベルク学派（the Heidelberg school）とは、一九一〇年代から二〇年代にかけてのドイツのハイデルベルク大学精神科を拠点とする学派のことである（正確には旧学派）。記述現象学による伝統的精神医学の正統派に位置づけられ、ウィルマンス、グルーレ、ヤスパース、マイヤー・グロースなどが名を連ねる。旧学派はナチスにより一時は解散を余儀なくされたが、第二次世界大戦後にはシュナイダーによって再建される（新ハイデルベルク学派）。その新ハイデルベルク学派は、統合失調症の病因については器質論の立場を堅持している。したがって、（ブロイラーの意味での）一次症状を探究するよりも、もっぱら診断を目的とした症候学に重点が置かれている。今日われわれが知る統合失調症に関する主要な精神症候学、すなわち思考障害、自我障害、妄想、幻覚についての多くの知見は同学派による貢献が大きい。ここではその代表格であるヤスパースとシュナイダーを取り上げる。

(1) ヤスパースの精神的過程

ヤスパース[22]は精神病理学総論、とくに精神病理学の方法論についてくわしく論じている。精神症状の理解の仕方として了解的関連（了解）と因果的関連（説明）を対立させたことはよく知られている。感情移入による発生的了解は正常な精神生活においてもすぐ限界にぶつかる。たとえば思春期や老年期の精神生活の変化は感情移入によって了解できるものではなく、身体的過程として因果的に説明される。それでも健常な精

表 8-1　統合失調症についてのヤスパースの考え方（文献 16 より筆者訳）

人格発展	精神的過程	身体－精神病的過程
子どもの頃からのゆっくりとした発展、生命過程と似る	ある時点ではっきりと始まる、新しい発展	
	一度限りで接合されるもの、腫瘍の経過にたとえられる	新しく異質なものが絶えず侵入してくる
急性の事象は持続的変化を意味するものではなく、以前の状態が保持される	急性の過程が不可逆性の変化をもたらす。ただし、もし急激な変化があってもそれが回復するなら、かつそれが身体－精神病的過程でないなら、「反応」あるいは「周期性」事象とみなされる。ここではそういった概念は取りあげないでおく。そのような急性の事象を伴う患者は人格の発展のもとに組み込まれるだろう	その変化が一過性であるか、それとも永続的であるかは、基礎にある身体的過程によるもので、直接的な精神的変化（並行過程）の性質によるものではない
その人の人格の素質から人生全体を導き出し得る	人格という観点から生活史を導き出そうとすると、新しい何かが侵入してきたその時点で限界に遭遇する	結局はその特定の身体的過程が見つかることで確定する
	その発展と経過には、心理学的に把握し得る秩序があって、その点では正常な精神生活の事象に似ている。多くの合理的かつ感情移入的に了解可能な連関を伴った新しい内的結合がある	症状や経過は規則性を欠き雑然としている、あらゆる現象が関連を失った混沌の中で錯綜する。それらは、単に直接的な並行過程に対してではなく、むしろ身体的な脳過程に対して二次性である

神生活では、人生を通じて概ね了解的関連が保持されるのに対し、精神病においてはある時点から、了解不能な新しい精神生活が展開する（これを過程と呼ぶ）。表8－1は人格発展、精神的過程、身体－精神病的過程を比較したものである。彼が精神的過程と呼ぶ時、それは統合失調症を念頭に置いている。統合失調症においては精神生活のまったく新しい展開が生じ、それが元に戻らない。通常のゆっくりとした人格発展とは違って、一度だけ接合されるもので、その展開は腫瘍の増殖にたとえられている。認知症に代表される身体－精神病的過程との対比では、一定の秩序があって、正常な精神生活によく似た了解的関連のある変化が展開されるという。

ヤスパースは、統合失調症という概念は疾患単位ではなく類型であり、本質的には理念型であることに注意を促している。そのうえで、クレペリンが確立した躁うつ病と統合失調症という内因性精神病の二分法を継承しているのだが、疾患単位を前提とするクレペリンと理念型であることを認識していたヤスパースの違いは見逃せない。ヤスパースは、躁うつ病と統合失調症の症状が混在している場合は統合失調症と診断するべきであるという診断上の優先順位のルール、階層原則に言及している。この点は、後述するＤＳＭ分類に適用されている原則との相違として重要である。

(2) シュナイダーの診断学[54]

シュナイダーは内因性精神病（統合失調症と循環病。循環病とは躁うつ病のことである）に身体的基盤があることを疑ってはいない。シュナイダーが注目したのは、内因性精神病の症状は多くの場合、体験とのつながりを有していないことで、これを「精神病は生活発展の意味連続性を切断する」と表現している。シュナイダーは統合失調症に明確な定義を与えておらず、ただ「内因性精神病の領域にあって多少とも定型的な循環病を差し引いた残りを統合失調症と呼ぶ」とだけ述べている。これは、統合失調症は積極的に定義することができないことを物語っていると同時に、「である」ではなく「呼ぶ」と表現したところに、概念そのものは疾患単位ではなく、（本質的には理念型としての）類型概念であるという主張が込められている。シュナイダーはヤスパースの見解を踏襲している。

シュナイダーもヤスパース同様に、内因性精神病領域に統合失調症と循環病という二つの類型を容認し、両者の鑑別に役に立つものとして、統合失調症にみられるいくつかの体験様式の異常を一級症状として抽出している。弟子のフーバーの見解を踏まえてまとめたものが表８－２である。一級症状は、身体的基盤のあ

表 8-2　シュナイダーの一級症状、二級症状、三級症状(54)

異常体験様式	一級症状	対話性の声、実況解説する声、考想化声、身体的被影響体験、考想吹入、考想奪取、考想伝播、意志被影響体験、妄想知覚
	二級症状	一級症状ではないすべての幻聴、幻視、幻嗅、幻味、妄想着想、抑うつ気分変調、躁病性気分変調、体験される感情貧困化など
表出症状（三級症状）		形式的思考障害、感情症状、緊張病症状、狭義の表出症状

る精神病には出現し得るが、循環病および非精神病性の精神障害に対する鑑別指標となっており、ヤスパースと同様の階層原則が採用されている。一級症状が異論の余地なく存在し、身体的基礎疾患を見出せない場合、われわれは臨床上、謙虚さをもちつつ統合失調症と呼ぶ、とされる。もっとも統合失調症の診断に一級症状は必須ではない。二級症状、あるいはごく稀にだが、表出症状に基づいてその診断を下すこともあってよい。一級症状は提唱されてからすでに半世紀以上が経過しているが、英訳が一九五九年に刊行されたこともあり、英語圏でも早くから浸透した。ICDやDSMにも取り入れられたのだが、後述するようにその意義については正しく継承されなかったように思う。

人間学的精神病理学

ヤスパースやシュナイダーは、症状の背後にある意味、あるいは症状の形成機序や統合失調症の基本障害についてはあえて論じていない。その一方で、フロイトの精神分析の実践から派生したビンスワンガーの現存在分析は、記述精神病理学とは別の精神病理学の流れを生み出した。それが人間学的精神病理学である。

現存在分析では個人の内的生活史を取り扱い、個々の患者の「人生の意味」を問う。それは単なる伝記的事実から導かれるような、人生の目標とか生き甲斐といったような意味ではない。「人生の意味」とは、誰もがその実現に向けて人生を投企するような普遍的なものを指している。その分野では好んで統合失調症が取りあげられていた。その関心は、表面的に現れている幻覚や妄想といった個々の症状ではなく、患者の生き方、人生の転機、とくに自己対他者の関係性に向けられた。考察の対象となったのは、幻覚妄想状態が前景にある妄想型ではなく、陰性症状主体の破瓜型でもなく、派手な症状のない寡症状性そして内省型と呼ばれる統合失調症患者であった。ビンスワンガーの「自然な経験の障害」、ブランケンブルクの「自然な自明性の喪失」、ミンコフスキーの「現実との生きた接触の喪失」「病的合理主義・幾何学主義」、木村の「あいだ」など、間主観性の障害が統合失調症の精神病理の中心的問題として扱われた。

これらの理論は、医学以外の哲学領域からも大いに興味や関心をもたれることになった。その一方で、臨床精神医学にどれだけ寄与したかと問われると答えに窮するところがある。患者の理解につながるとはいっても、それをどのように臨床的・治療的に活かしていくかという展開にはうまくつながらなかったように思う。学問とは本質を明らかにするためにあるのだから、治療に寄与するか、しないかでその価値は決められないという意見もわからなくはない。ただそのような反論は開き直りにも聞こえ、皮肉にも臨床精神医学の中での精神病理学の地位を危ういものとした。指摘しておきたいことは、一つひとつの概念は統合失調症の本質として提唱されたのだが、統合失調症と診断されるすべての症例に当てはまるものではなかったということである。統合失調症の臨床診断が難しい寡症状性のケース、なおかつその生き方が特徴的であったケースが対象となっていることから、「空気が読めない」－「自然な自明性の喪失」、「こだわりが強い」－「病的合理主義」と対比し得るように、現在では自閉スペクトラム症の心性との異同あるいは連続性も問題になるだろう。ブランケンブルクの観察した有名な症例アンネ・ラウは、たしかに統合失調症を発症するわけだが、現代の診断学では自閉スペクトラム症に統合失調症が併存（comorbidity）したとみるのだろう。

反精神医学

若い精神科医の中には、反精神医学（antipsychiatry）という言葉を知らない者も少なくないだろう。一九六〇年代に欧米と日本を席巻した一大ムーヴメントである。既存の精神病観に異論を唱え、統合失調症という疾患そのものを否定する立場をとる。統合失調症とは社会と精神科医が勝手につけたレッテルで、そのようなものは存在しないと主張し、反疾病論、反治療論、そして反収容主義を展開した。統合失調症を、身体的基盤が明らかではないにもかかわらず疾患として扱ってきた精神医学に対する痛烈な批判でもあった。

このような思想の理論的支えとして、統合失調症の家族研究があった。ラディカルなムーヴメントは一九七〇年代には収束するが、家族研究は家族精神医学として発展し、英国で家族の感情表出（expressed emotion）の概念が生まれた[10]。統合失調症の再発に対する家族教育の重要性が指摘され、今日の家族支援プログラムや心理教育に活かされている。

米国精神医学[48]

米国精神医学は、現在の精神医学に最も大きな影響力をもっていることは疑いない。統合失調症概念の歴史にとっても同様である。ヨーロッパ、とくにドイツやフランスに後れをとってスタートした米国精神医学の歴史は紆余曲折と表現すべきかもしれない。操作的診断の登場する前後で事情は一変するのだが、まずはその経緯から振り返ってみよう。

(1) 精神分析学派の隆盛

スイスの精神科医マイヤー[41]は一九一〇年代から三〇年代まで活躍した米国精神医学の創始者ともいうべき人物である。マイヤーはクレペリンの著作の紹介に尽力したが、彼自身はむしろ米国精神医学をクレペリンの狭い統合失調症の記述的概念から遠ざけた。マイヤーは、精神障害を、生物学的・心理的および社会的要因の統合としての個人が、その個人特有の生活歴に基づいて示す不適応反応として捉えた。統合失調症についてもそのような文脈から捉え、早発性痴呆にみられる特異的症状や進行性の衰退に重きを置いてはいなかった。

サリヴァン[59]は、ブロイラーやマイヤーと同じく、統合失調症患者は必ずしも鈍化に至るものではないと考えた。彼の関心はもっぱら対人関係の病理にあり、統合失調症もその側面から捉えようとし、精神分析学的原理に基づいた独特な治療論を展開する。サリヴァンの理論は、当時の多くの米国精神科医に大きな影響を与えたが、統合失調症概念はさらに拡大することになった。精神分析学派は、統合失調症を「弱い自我(weak ego)」の表れとみている。人生の問題に対処しきれず、欲動や不安を扱う自我防衛機制を有効に活用することができなくなり、機能の原初的レベルにまで退行(一次過程 primary process)する。それが思考障害、感情の貧困化、解体、現実要求に従うことの不能となって現れるとされた。このような精神分析学的な統合失調症観においては、「弱い自我」のあらゆる兆候(広い範囲におよぶパーソナリティの障害や異常)あるいは一次過程のあらゆるもの(幻覚、妄想、現実検討不良、脱線した思考、両価性)が、統合失調症の表れであると考えられていた。そのように統合失調症の診断は、非常に広範囲の臨床状況で使われるようになっていた。

記述精神病理学的研究においても、米国における統合失調症概念の拡大に関係するものがいくつかある。カサニン[24]は、急性に発症し、速やかに回復し、統合失調症の症状の他に感情症状を伴う一群の精神病を統合失調・感情精神病（schizoaffective psychosis）として報告した。クレペリンの早発性痴呆と躁うつ病の中間にあるような病態だが、これは統合失調症のサブタイプと位置づけられていた。ジルボーグ[67]の外来統合失調症（ambulatory schizophrenia）は、内容的にはブロイラーの潜伏統合失調症に近く、統合失調症の初期段階のものと位置づけられた。ホック、ポラチン[15]の偽神経症性統合失調症（pseudoneurotic schizophrenia）もその名の通り、病像は神経症様だが統合失調症とみなすべき症例を報告している。これらの神経症と精神病の中間状態が古典的な境界例（borderline case）概念の基礎を形作った（境界例は、その後、パーソナリティ障害と捉えられるようになっていったことは周知の通りである）。

このように米国における統合失調症概念は、拡大の一途をたどると同時に、定義することがいよいよ難しくなっていった。

(2) 実証主義的精神医学の素地

一つの転機となったのは、一九六五年に着手された米英の精神障害の診断に関する研究（Cross-National Project for the Study of the Diagnosis of Mental Disorders in the U.S. and the U.K.）である。この研究で、米英の比較において、米国では統合失調症が過剰診断されていたことが明らかになった。精神分析学を重視するあまり、診断学は正確さを欠き、記述精神病理学的な症状・症候学の評価が疎かになっていた。よりポジティヴな動機づけとなったのが、一九七〇年代頃から始まる脳の画像診断や遺伝子研究といった検査技術の進歩であった。そしてコンピューター技術の進歩が、複雑な統計学的検討を可能にした。精神医学の脳科学的側面（生物学的精神医学）での実証的研究が現実化し、精神障害の原因がいよいよ脳科学の水準で解明されるのではないかという期待が高まってゆく。米国精神医学には、精神分析学から実証主義的精神医学へと方向転換する素地ができあがりつつあった。

最大の目標である疾患の原因追究には、何よりも正確な診断が不可欠である。国際的に共有できる診断基準が必要となったのは、ごく自然ななりゆきとみることもできる。しかし、そのようなポジティヴな側面だけではない事情もあったことは見逃せない。二〇一五年に出版されたリーバーマンの著書『シュリンクス』[40]によれば、先の反精神医学運動の勃発などにより、米国精神医学そのものの信用性が失墜し、より客観性の高い診断分類学の確立が急務となっていたという。

(3) 精神医学におけるEBMの実践

その大きな役割を担ったのが、セントルイスのワシントン大学であった。ここは、当時米国でも少数派であった身体医学モデルで精神障害を研究する志向性をもち、伝統的な記述精神病理学的手法に精通していた。このグループをセントルイス学派あるいは新クレペリン主義と呼ぶ。この学派の思想については、すでに第7章でくわしく取りあげた。学派の思想の基礎となっているのが、ロビンスとギューズが一九七〇年に発表した論文で、彼らは精神医学におけるＥＢＭの実践を強く促した。データを集積し、検証を重ね、臨床記述に修正を加えていくプロセスを繰り返すことで、やがて真に妥当性のある、均一な疾患単位に到達すると予測したのだろう。

この方法論を初めて実践したのが一九七二年のフェイナー基準で、ここに初めて操作的診断が登場する。診断を操作する（診断の境界を任意に設定する）ことによって、各類型の境界が明瞭となった。フェイナー基準はあくまで研究目的で使用されるものとして提唱された。

表8－3はフェイナー基準における統合失調症の診断基準だが、横断面の症状水準だけでなく、時間的経

表 8-3　フェイナー基準における統合失調症[12]

診断にはＡからＣまでが必要 Ａ　下記の両方が必要 （1）最初の評価の時点から遡って少なくとも６ヵ月間の症状の持続期間があり、病前の適応水準に戻っていないこと （2）感情障害あるいはその疑いを満たすような抑うつあるいは躁症状のないこと Ｂ　下記の少なくとも１つが必要 （1）妄想あるいは幻覚、ただし著しい困惑あるいは失見当識を伴わないこと （2）論理的あるいは理解し得る構成を欠くために、コミュニケーションに困難をきたす言語産出（無言の場合は、診断の決定は延期すること） ＊われわれは統合失調症の多くの患者で特徴的な感情鈍麻や不適切な感情がみられることを理解しているが、それが軽い場合は、評価者間の一致に至るのが困難である。現在利用できる情報に基づけば、Ｂ（1）あるいはＢ（2）がなく、感情鈍麻が観察されることは稀であるか、まったくないと考える Ｃ　少なくとも下記のうち３つがあれば統合失調症の確定診断、２つで疑い診断 （1）独身 （2）病前の社会適応あるいは職歴がよくないこと （3）統合失調症の家族歴 （4）精神病発症１年以内のアルコール依存あるいは薬物乱用がないこと （5）40歳未満の発症

過にもウェイトが置かれ、内容的にはクレペリンの早発性痴呆に近い。慢性例の予後不良群を抽出しようとしているので、予後良好例や軽症例はこの基準から外れる。感情障害の診断基準を満たす期間があると統合失調症の診断が下せないことになっていて、ドイツ語圏で伝統的に継承されてきた階層原則とは違うルールであることにも注目したい。これは統合失調症を狭く捉えようとする意図を反映したものだと思われるが、気分障害と統合失調症の診断の重みづけが伝統的精神医学とは逆さになっていて、この逆転現象は今日まで続いている。

フェイナー基準は慢性例を抽出していたために、当然のことながら軽症例や挿話性の経過をたどる症例は診断がつけられなくなってしまった。そのフェイナー基準を修正したものが、一九七八年のResarch Diagnostic Criteria（ＲＤＣ）（表８－４）である。フェイナー基準と比較すると、症状の持続期間が六ヵ月から二週間へと著しく短縮され、

表8-4　RDCにおける統合失調症[58]

疾患の期間にＡからＣまでが必要

Ａ　疾患の活動期に（現在はなくてもよい）、確定診断には下記のうちの２つ、疑い診断には１つが必要。ただしアルコールや薬物乱用によらないこと

(1) 考想伝播、考想吹入、考想奪取

(2) 被影響体験、その他の奇怪な妄想、あるいは複数の妄想

(3) 少なくとも１週間以上の身体的、誇大的、宗教的、虚無的、あるいはその他の妄想

(4) 少なくとも１週間以上の幻聴を伴う何らかのタイプの妄想

(5) 患者の行動あるいは思考について、それが生ずると同時に実況解説する幻聴、あるいは複数の声が互いに対話する幻聴

(6) 感情とは関係のない、患者に話しかけてくる言語性幻聴

(7) １日中続く何らかのタイプの幻覚症状が数日間、あるいは断続的に１ヵ月間出現すること

(8) 確定症例では、著しい思考形式障害が、感情鈍麻か不適切な感情、妄想、幻覚、あるいはひどく解体した行動に伴っていること

Ｂ　疾患の徴候が、患者の通常の状態にはっきりとした変化がみられる発症から少なくとも２週間続いていること（疾患の現在の徴候はＡ基準を満たさなくともよく、著しい社会的ひきこもり、感情鈍麻あるいは不適切な感情、軽度の形式的思考障害、または普通でない思考や知覚体験といった残遺症状のみかもしれない）

Ｃ　疾患の活動期と思われるいかなる時期においても、その疾患の重要な部分であったという程度の、疑い診断以上の躁病あるいは抑うつ症候群を満たしてはならない

経過よりも状態像に診断の比重が置かれるようになった。その状態像の具体的項目をみると、シュナイダーの一級症状が並ぶ。感情障害および統合失調・感情障害を除外するルールは踏襲されており、シュナイダーの一級症状を導入しながらも、その意義（感情障害との鑑別に重要であるということ）までは受け継がれていなかった。

(4) 現代精神医学の方向性を決定づけたＤＳＭ－Ⅲ

現代精神医学の方向性を決定づけたのが、一九八〇年のＤＳＭ－Ⅲ[1]である。振り返ってみればその通りなのだが、当時は精神医学に与える影響の大きさを誰も予見できなかっただろう。ＤＳＭの名を冠しているが、それ以前の二つの版とは直接的な関係はなく、ＤＳＭ－Ⅲはフェイナー基準、ＲＤＣから発展したものである。

その特徴は、操作的診断による診断基準の明確化、多軸評価の採用にある。研究・調査目的だけでなく臨床的使用への志向性を明確にしている点

表 8-5　DSM-Ⅲの統合失調症性障害（文献 1 を要約し筆者訳）

A　病相期に以下のうち少なくとも 1 つが存在する
　(1)　奇怪な妄想（内容が荒唐無稽で実際にあり得ない）：被影響妄想、考想伝播、考想吹入、あるいは考想奪取
　(2)　被害的あるいは嫉妬的内容以外の、身体的、誇大的、宗教的、虚無的その他の妄想
　(3)　被害的あるいは嫉妬的内容の妄想が、何らかのタイプの幻覚を伴っている
　(4)　自分の行為あるいは思考を逐一説明する幻聴、あるいは複数の声が互いに対話する幻聴
　(5)　抑うつや高揚気分と明らかな関係のない、1、2 語以上の幻聴が何度もある
　(6)　支離滅裂、著しい連合弛緩、著しく非論理的な思考、あるいはきわめて貧困な内容の会話が、以下のうち少なくとも 1 つに伴っている
　　(a)　鈍麻、平坦、あるいは不適切な感情
　　(b)　妄想あるいは幻覚
　　(c)　緊張病性あるいは非常に解体した行動
B　職業、社会的関係、およびセルフケアの領域における病前の機能水準からの低下
C　期間：人生のある時期に少なくとも 6 ヵ月間の疾患の持続的な徴候があり、現在いくつかの疾患の徴候がある。その 6 ヵ月間にはＡ症状を含む疾患の活動期を含んでいなければならないが、以下に定義する前駆期や残遺期はあってもなくてもよい。（前駆期と残遺期の定義は省略）
D　完全な抑うつあるいは躁症候群があるとすれば、何らかの精神病性症状の後に発現したか、Ａにある精神病性症状の期間と比較して短い
E　前駆期または活動期の発症が 45 歳以前である
F　器質性精神障害あるいは精神発達遅滞に起因しない

はとくに重要である。統合失調症の診断基準については、症状の持続期間を再び六ヵ月以上とし、しかもその期間には統合失調症性症状が必ず含まれていることが明記され、その点ではフェイナー基準に近くなっている（表8－5）。五桁で表示する診断名の四桁目には解体型（295.1）、緊張病型（295.2）、妄想型（295.3）、鑑別不能型（295.4）といった下位類型を、五桁目には五種類の経過類型を記すようになっていて、さまざまな患者の状態が表現できるように工夫されている。

ＤＳＭ－Ⅲの最大の功績は、精神医学の科学化・医学モデル化を大きく推進したことである。世界に共通する、高い信頼性をもつ診断基準ができあがった。国際的な研究や疫学調査が可能になり、製薬会社にとっても治療薬の創薬を促すことにつながった。米国では精神医学教育や保険還付の判断に使われるまで、広く深く社会に浸透した。プラスの側面

ばかりではない。ＤＳＭに準拠していない研究や学術論文は認められない傾向が生まれた。伝統的精神医学で重視されてきた了解概念は、実証できないもの、診断の信頼性を損なうものとして退けられてしまった。

(5) ＤＳＭ分類への批判

客観的診断基準の登場、科学技術・コンピューター技術の進歩は、精神医学の著しい発展を大いに期待させるものであった。ＤＳＭ－Ⅲおよびその後継となる診断分類に基づいて膨大な時間と費用をかけ、数多くの研究・調査が行われてきた。もちろん、それによる進歩はあったのだが、期待外れという声もある[5]。統合失調症の原因究明という、精神医学に課せられた最大のミッションには、いまだに到達することができていない。期待は失望へと変わり、カテゴリーそのものの妥当性が問われるようになり、ＤＳＭ分類への批判は徐々に強まっていく。カテゴリーからディメンショナルアプローチへと、診断学の枠組みそのものを変えるべきという声も上がり始める。問題ありと認識されている精神医学的診断の数が増え続けることも、カテゴリー分類への批判と結びついている。診断基準を満たさない患者をうまく分類できないことは、スペクトラム（spectrum）診断という概念を促進することになった。ＤＳＭ分類への批判については第6章でくわしく述べたので参照してほしい。

(6) 現代の統合失調症（ＤＳＭ－５）

物議をかもしつつも二〇一三年にはＤＳＭ－５[3]が発表された。現代の統合失調症としてＤＳＭ－５をみてみよう。

統合失調症は、「統合失調症スペクトラム障害（Schizophrenia Spectrum）およびその他の精神病性障害群」

という章に含まれていて、統合失調症そのものより広いスペクトラムとしてのまとまりが強調されている。このスペクトラムを特徴づけるのは五つのドメインの異常、すなわち妄想（delusions）、幻覚（hallucinations）、まとまりのない思考（発語）（disorganized speech）、ひどくまとまりのない、または異常な運動行動（緊張病を含む）（grossly disorganized or abnormal motor behavior［including catatonia］）、陰性症状（negative symptoms）である。統合失調症を中心に据えていないことはこの章の構成にも現れていて、最初に登場するのが統合失調型（パーソナリティ）障害であり、以下順に妄想性障害、短期精神病性障害、統合失調症様障害、統合失調症、統合失調感情障害、物質・医薬品誘発性精神病性障害と並んでいる。従来の分類学的視点からみるなら、生来性、心因性、内因性、そして中毒性精神障害の類型を等しく並べることで、スペクトラムとしてのまとまりを重視していることがわかる。

統合失調症の診断基準だが、特徴的な症状はA基準にまとめられている。上記の五つが並び、五つのうちの二つ以上があり、かつそのうち少なくとも一つは妄想、幻覚、まとまりのない発語のいずれかでなければならない。ＤＳＭ分類は一貫して横断面の症状構成を重視しているのだが、クレペリンやブロイラーと比較すると、わかりやすく単純である。BからF基準までは、症状の程度や持続期間、あるいは周辺カテゴリーとの鑑別のための条件となっている。これまで診断学的に重視されていたシュナイダーの一級症状は削除され、わが国ではよく浸透していた下位類型（解体型、緊張型、妄想型、残遺型）も廃止されている。もともと広い範囲をカバーする統合失調症だが、下位類型がなくなり、その病名だけで病像や経過をイメージすることは難しくなってしまった。

各精神障害の配置は、ＤＳＭ－５において大きく変更されている。従来、器質性・症状性・中毒性精神障害に続く形で置かれていた統合失調症が、神経発達障害の次に位置づけられている。この変更は、統合失調症そのものを神経発達障害により近づけてみようという着想だろう。スペクトラム自体が、非疾患的なパーソナリティ障害から、疾病性がより強くなる順に連続的に配列されているとみることもできる。

採用こそされなかったが、統合失調症と気分障害のカテゴリー的二分法を廃止して、一つの精神病性障害としてまとめ、ディメンション診断を導入しようとする試みも検討されていた。

最後に——現代精神医学のジレンマ

「統合失調症とは何か」という問いに対して、われわれはいまだに物質的な水準で明確に答えることができない。統合失調症は実在ではなくあくまで理念型として、われわれの思考の中にとどまり続けている。精神医学の歴史は、この問いに対して二つの方向性で答えようとしてきた。一つは、統合失調症の因果的関連の追究であり、もう一つは了解的関連による理解である。因果的関連の追究は、統合失調症を疾患単位として実在するものとみなし、その身体的基盤を究明しようとする。疾患単位としての確立を目指したクレペリンに始まり、診断学の洗練を目指したシュナイダー、そしてDSM－Ⅲ以降の実証主義的方法論がその流れを代表する。もちろん、そのミッションの達成には、生物学的精神医学の進歩を待たなければならなかった。顕微鏡的な大脳病理学に始まり、現代の脳科学や遺伝子研究といった生物学的精神医学の系譜は、「統合失調症とは何か」という問いに対して、まさに身体医学の水準での答えを探し求めてきた。しかし、最先端の科学技術をもってしてもわれわれはまだその答えに到達することができず、もがき苦しんでいる。

了解的関連による理解は、統合失調症を身体的水準に還元しようとするのではなく、あくまで形而上の水準で、統合失調症の基本障害を明らかにしようとした。ブロイラーに始まり、人間学的精神病理学や米国の精神分析学派に至る流れがそれに当たる。統合失調症の症状は多くの点で発生的了解不能であるから、この方向性は了解的関連による理解の範囲を大きく広げる必要があった。この方向性の研究は哲学的領域で一定の成果をあげたが、統合失調症の臨床にどれだけ寄与したのかという疑問符がつく。今日のＥＢＭ至上主義という視点からは、同じ土俵に上がることすら難しくなっている。

これら二つの方向性とはまったく別の、第三の動きも見逃せない。それは統合失調症が理念型であることに対する本質的な批判である。反精神医学ムーヴメントとインセルの脱ＤＳＭ－５宣言とＲＤｏＣの提唱、一見すると別次元の話のようだが、統合失調症概念そのものの否定という意味では足並みを揃えている。とりわけ、生物学的精神医学の側から突きつけられた大きな失望によって、統合失調症概念の行く末には暗雲が立ち込めている。

精神医学は理念型という社会科学的方法論を使いながら、身体医学的側面での追究をミッションとしている。「統合失調症とは何か」という問いを突き詰めると、現代精神医学の抱えるジレンマが浮き彫りになってくる。

第9章　内因性うつ病と退行期メランコリー

今日のうつ病概念の問題点

現在のうつ病概念の臨床的な問題点はどのようなところにあるのだろうか。筆者は、体験反応（心因反応）の混入、「精神病性」「妄想性」うつ病の位置づけ、仮面うつ病（masked depression）を見落とす可能性の三点を挙げたい。三つの問題点を順にみていこう。

ここでのうつ病の表記についてだが、ＤＳＭの major depression はＭＤとし、従来の内因性うつ病（endogenous depression）を示したい時には内因性うつ病と表記する。ただ単にうつ病とある時には、両者を区別しない、類型概念としてのうつ病を指している。

⑴ 体験反応（心因反応）の混入

うつ病の範囲が広がりすぎているのではないか――この「うつ病概念の拡大」に最も関係しているのが、体験反応の混入であることは疑いようがない。今日、うつ病の原因といえば、誰もが過労などのストレスを思い浮かべる。自殺予防には何よりもうつ病対策が必要だという声も聞こえてくるし、国家的な取り組みも始まっている。さて、はたしてうつ病の原因は本当にストレスなのだろうか。自殺する人は、みなうつ病に罹患しているのだろうか。

ここでの「原因」という言葉はすでに悩ましい。通常、原因とは、「アルツハイマー型認知症にみられる物忘れの原因は脳細胞の脱落にある」というような身体的な因果関係を指している。つまり因果的関連の説明で使われる場合がある。一方、「うつ病の原因はストレスである」と述べると、それは心理的な原因を指しているようにも聞こえるだろう。「試験に落ちて悲しい」という体験反応は、本来、一続きの了解的関連で理解できるものである。しかしこの場合、「試験に落ちる」という体験を原因とみて、その結果として悲しいという気分が生じているというように、因果関係に見立てているのである。その文脈からすると、うつ病はあたかも体験反応であるかのように見えてしまう。因果的関連と了解的関連、いずれにおいても用いられる原因という表現だが、両者の意味するところはまったく違うことに注意したい。

一昔前には、うつ病の原因としてストレスが挙げられることは少なかった。「理由なき抑うつ」こそがうつ病のメルクマールであり、これを内因性うつ病と呼んでいたのである。もちろん、ストレスによってひどく抑うつ的になる人はいつの時代にも数多くいたが、ストレスとなる体験や状況が（契機ではなく）原因であることがはっきりしていれば、それはうつ病ではなく、心因反応・体験反応と呼ばれていた。それがいつしか、うつ病の原因としてストレスが真っ先に挙げられるようになったのはなぜだろうか。社会の変化とともにうつ病の病像が変わったのだろうか。あるいは精神科受診の敷居が低くなって、以前なら受診しなかったようなうつ病患者が医療機関を受診するようになり、真のうつ病像がはっきりしてきたのだろうか。いずれも否定することはできないが、最大の要因は米国のうつ病に関する診断基準が変わり、それがグローバルスタンダード化したことである。

「理由の有無を問わない抑うつ」という概念は、ＤＳＭ－ⅢのＭＤに始まる。当時のわが国では、従来の慣用診断が主流であったため、ＭＤの影響はまだほとんどなかった。理由の有無を問わない概念であるということよりも、操作的診断という手法が新奇な試みとして注目を集めた。ＤＳＭ－Ⅲはその後、あっという間に世界に浸透し、世界共通の疾病分類・診断基準を模索していたＩＣＤにも大きな影響を与えることになる。当然のことながら両者のすり合わせが必要となるのだが、ＩＣＤは圧倒的な国力を誇る米国ＤＳＭを無視することはできない。

ＤＳＭ－Ⅲ以降の版は、ＭＤに限らず、基本的には病因を問わないこと（無理論 atheoretical）をモットーとし、症状の種類・組み合わせ・重症度に基づいた横断面の状態像に基づいて分類している。ここには「精神障害には疾患的であるもの（精神病）と疾患的でないものがある」という視点はない。「疾患的であるか、否か」の鑑別は、単純な症状の種類や重症度で決まるものではない。すでに論じた通り、了解可能性あるいは生活発展の意味連続性を検討する他ないのだが、ＭＤではそれが排除されてしまっている。ＤＳＭにおいても、心因性であること（その精神障害の原因となる、明確なストレス因の存在）を診断基準に挙げているカテゴリーはある。たとえば適応障害は一般的には従来の心因反応に相当するものと思われているが、ここに含まれるのは自覚的症状の軽いものだけである。その症状がＭＤの診断基準を満たすほど重くなれば、それは適応障害ではなくＭＤに振り分けられる。診断はそのように操作されているので、ごく軽い内因性うつ病や、ひどく重い抑うつ体験反応は想定されていない。この操作的診断基準を適用すると、抑うつ体験反応は、ＭＤの軽度から中等度のクラスに多く混入しているだろう。今日よく話題に上るうつ病の流行、抗うつ薬の大量処方とその副作用問題には、うつ病の診断基準の問題が大きく関係していることは明らかである[18]。

うつ病はこれまでも疾患単位であったことはなく、依然として類型概念にとどまっている。筆者がMDを批判するのは、それが誤っているからではない。MDに限らず、（どのように定義しようとも）うつ病が理念型である限り、そのどれが本質的に正しいのかを明確に判定する術はない。ただ、治療や教育という側面からみて役に立つのかどうかについては論ずることができる。MDについては、役に立つどころか、有害な影響を及ぼしているのではないかと心配である。身体的基盤の追究や薬効の判定という目標からは、カテゴリーの境界を明瞭にする操作的診断という手法の必要性はよく理解できる。しかし、それはあくまで研究や疫学調査を目的にする場合に限られていて、目の前の一人の患者に臨む、日々の臨床はこれとは別である。

抑うつ体験反応の治療の基本は、精神療法と対人関係・環境の調整によって心に働きかけるものである。薬物療法と休養によって脳に働きかけようとする、内因性うつ病のそれとは違う。薬物療法が併用されることはあったとしても、環境調整を含む精神療法的なアプローチ（傷ついた自己価値の修復）が主役であることをはっきりさせるべきである。患者に生じた反応性の抑うつは、病気という異質なものとして「治す」のではなく、「よくわかるもの」として共感され受容されるべきものである。それが治療の出発点となる。持続的なストレス状況があるなら、一時的にでもそこから離れて休養させることは必要だが、その休養の仕方は、内因性うつ病と抑うつ体験反応とではまるで違う。内因性うつ病では「無理をせず、刺激を避けて、調子がよくなるまで休むよう心がけること」が基本であるが、抑うつ体験反応では「リフレッシュに時間を割き、病人のように寝込まないようにすること」ではないかと思う。職場の上司との関係がうまくいかず、抑うつ状態となり休養させている患者を同じ職場環境に戻そうとすれば、具合が悪くなるのは当然だろう。その当たり前のことに気がつかずに、環境調整についての道筋をつけるでもなく、ただ薬物調整に専念するような精神科医は少なくない。休養が長くなれば、復帰がさらに難しくなり、患者に残されたものはいつしか会社への失望と病人役割（patient role）だけになり、そこから抜け出すことはさらに難しくなってしまう。MDはある程度以上の抑うつ状態を診断しているにすぎず、治療を考えるうえではどうしても「反応性なのか否か」の鑑別が必要となる。

二〇一三年に公表されたDSM－5では、DSM－ⅣまでのMDの診断基準の一つに含まれていた「死別反応を除外する」という条件が外された。これがなくなったことで、「抑うつにもっともな理由があるのかないのか」という視点は完全に放棄された。MDはいよいよ単なる抑うつ状態に近づいた形になっている。これはたいへん残念なことである。

(2) 「精神病性」「妄想性」うつ病の位置づけ

体験反応の混入は、DSM－Ⅲ以降に浮上してきたものである。一方、古くからうつ病の範囲をめぐって議論があったのが、妄想性うつ病（delusional depression）である。かつて（退行期）メランコリー（involutional melancholia）と呼ばれていたこの類型をうつ病に包含するべきか否か――今日の体系では、これを「精神病性うつ病」あるいは「妄想性うつ病」としてうつ病圏に位置づけているが、これもまたうつ病概念の拡大につながっているというのが筆者の主張である。退行期メランコリーについては後述する。

(3) 仮面うつ病を見落とす可能性

今日のうつ病概念は拡大だけが問題ではない。あまり気づかれていないが、伝統的な精神医学においてうつ病の重要な亜型であったものが、今の診断基準からは外れてしまう可能性がある。それは仮面うつ病（masked depression）である。[56]

筆者が外来で（仮面）うつ病と診断し入院予約をした患者が、新入院患者のプレゼンテーション時には身体表現性障害に診断名が変更されていたことが幾度かあった。診断を変更した医師に尋ねてみると、操作的診断ではここに当てはまるという。仮面うつ病の病像は抑うつ気分や意欲低下よりも身体的愁訴が前景に立つ。だから患者の訴え方によっては身体表現性障害に振り分けられてしまう。これもまた誤りと断ずることはできないが、治療を考えた時には不都合ではないだろうか。身体表現性障害は、歴史的には従来の心気症につながるものである。仮面うつ病は高齢者に多いのだが、これを身体表現性障害と診断してしまうどうなるか。それは従来の神経症に読み替えられ、たいていその原因は老年期の喪失体験、孤独、依存などと結びつけられてしまう。治療の段になると、「高齢者の依存は甘やかさないほうがよい」という見当違いの強硬意見までも出てくる。うつ病としての薬物療法を中心とする身体的治療が必要であるのに、老年期の心性と取り巻く環境の問題点から神経症性に発展したものだと決めつけられてしまうのである。そのような見解が専門家である医師から患者・家族に伝えられてしまうのは、まことに残念である。仮面うつ病にみられる身体的愁訴は、身体疾患へのこだわりや懸念ではない。実際に身体に感じている不快な感覚（身体感情）があって、それを取り除いてほしいと訴えているのである。不快な身体感情こそは内因性うつ病の重要な特徴であり、仮面うつ病はうつ病の中核を構成する重要な亜型であろう。

以上みてきたように、今日のうつ病は、体験反応を除外していないために「疾患的ではない抑うつ」が混入していることに加え、病像の質が違う「妄想性うつ病」を包含していることから、精神医学の歴史上、かつてないほどに広い概念となっている。その一方で、今日の操作的診断が仮面うつ病を排除してしまう可能性があることは大きな問題で、うつ病概念の中心軸がいつの間にかずれてしまっているのではないかと懸念されるのである。

感情の精神病理――うつ病の症候学を論ずるために

(1) 精神症状の記述について――精神症候学の限界

うつ病に限らず、あらゆる精神障害についていえることだが、精神症候学には限界がある。心はいつも全体としてあるのであって、要素の寄せ集めとしては語りつくせない。ある患者の憂うつと別の患者のそれとは、同じ言葉で表現されていても、同じものであるかどうかはわからない、並べて比較することがそもそもできないのである。エビデンスが声高に主張される今日の医学であるが、精神症状の評価は、たとえ評価尺度や構造化された質問を使ったとしても、自然科学の要求する客観性には到達し得ないところに本質がある。

われわれは患者の語りと観察によって、症状を把握する。内因性うつ病に特徴的な症状を探し出したいと思うが、それがなかなか難しい。内因性うつ病の抑うつ気分は、反応として生じた抑うつとどこか違うものだが、それを表現するための特別な言葉を患者は持ち合わせていない。日常生活用語を使った範囲にとどまらざるを得ないのである。シュナイダー[54]は、統合失調症のさまざまな症候学からいくつかの特徴的な形式をもつ病的体験を一級症状として抽出したが、これが可能だったのは、それらの症状が正常心理の枠内では生ずることのない特徴的な形式の異常を有していたからである。そのような内因性うつ病に特徴的な、まさに一級症状と呼べるような形式の異常を見出すことに精神医学は歴史的に成功していない。

今日の精神症候学は、生物学的精神医学の技術的な進歩とは裏腹に、かつてないほどに単純化されてしまっている。「気分が憂うつだ」といえば、どの患者も同じような体験をしているはずだと思い込んでしまう

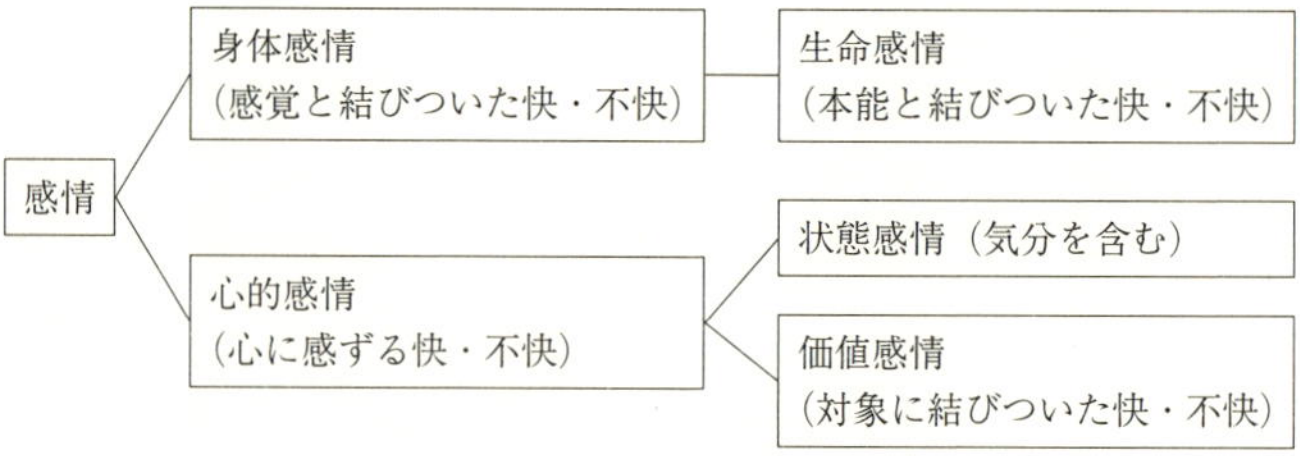

図9-1　シュナイダーの感情の症候学

のではなく、もっと慎重かつ丁寧に吟味してみたい。感情・意欲・思考はばらばらに独立して機能しているわけではなく、分かつことのできない心全体をいくつかの側面から評価しているにすぎない。次に紹介するシュナイダーの論考は、そのような全体像（各要素の密接な連関）を視野に入れた感情の精神病理学で、さまざまな抑うつの特徴をつかむためにも役に立つものである。

(2) シュナイダーの感情の精神病理学

ここではシュナイダーにならい、感情を「快あるいは不快として直接体験される心（自我）の状態」と定義する。すると、何かを求めようとする欲動や志向もまた感情的な成分を含むし、身体に感ずる感覚もまた然りである。感情は自我の状態をおしなべて包括するものではないが、その受動的な側面をみているといえるかもしれない。そのような視点から、感情をまず大きく二つに、つまり身体に感ずる身体感情と純粋に心に生ずる心的感情とに分類する（図9－1）。

感情の定義にしたがってその実像をくわしく観察してみると、すぐに気がつくのが感情と感覚の関係である。両者を厳密に区別することは論理的には可能だが、実体験ではなかなかそうもいかない。たとえば痛覚——ここには痛みという純粋な感覚とともに不快な感情があって、これらは一体化して体験される。この感覚と感情成分の結びつきは原始的な感覚ほど強く、視覚や聴覚など体験

表9-1　シュナイダーの心的感情の分類[54]

状態感情
・快：喜び、安楽、軽快、幸福、歓喜、平静、満足、自信
・不快：悲哀、憂い、不安、恐怖、不愉快、不気味さ、落胆、郷愁、絶望、戦慄、驚愕、立腹、憤怒、羨望、嫉妬、退屈

自己価値感情
・肯定的：力、誇り、虚栄心、自己感情、優越感、反抗心
・否定的：恥、罪悪、後悔

他者価値感情
・肯定的：愛、愛情、信頼、同情、尊敬、関心、同意、感謝、畏敬、賞賛
・否定的：憎悪、嫌悪、不信、軽蔑、敵意、嘲笑、不同意、憤慨

内容が高度に分化されるようになると、感情的成分は分離される。このように身体の感覚と結びついている感情を身体感情という。ここには、本能・生命機能と結びついた生命感情が含まれる。空腹感、口渇、性的興奮、眠気など、これらの感覚には定まった神経伝達路はない。いわば感覚複合体と呼ぶべきものだが、快・不快の情調が加わる限り、これらは感情でもある。食べ物を前にした空腹感や飲み物を前にした口の渇きを想像してみよう。食べ物を前にすれば、自然と目の前にあるそれを口にしようとする――生命感情は感情であると同時に欲動でもある。生命機能のような原始的なものほど、感覚・感情・欲動は区別しがたく結びついて体験されるわけである。

これらの身体や生命機能に結びついた身体感情に対して、身体を離れ、純粋に自我の内部つまり心に生ずる感情があり、これを心的感情と呼ぶ。心的感情は表9－1のように分類される。これは日常生活用語として広く使われる「感情」に相当する。その多くは何か理由があって生ずる反応性のものである。心的感情は、指向性がなくそこにとどまる状態感情と、対象があってそれに向かう価値感情とに大きく分類される。状態感情は快・不快の二極に分かれ、われわれが気分と呼んでいるものも含まれる。快方向の状態感情には、安楽、軽快、幸福、満足、自信などが並ぶ。不快方向の状態感情は、悲哀、憂い、不安、

恐怖、立腹、羨望、退屈、嫉妬など多岐にわたり、不快とはいってもいろいろな色合いを帯びている。多くは何かについての不安であったり憂うつであったり恐怖であったりするが、理由がはっきりとせず漠然と漂うものもある。

状態感情に対して、価値感情は対象と一体化しているもので、状態感情のように自我にとどまるのではなく、対象に向かうものである。これは評価といえばよりわかりやすい。あの人を尊敬するとか、愛しているとか、あるいは大嫌いだとか、会社に失望したとか、何ら感情を伴わない評価もあるが、とくに強い感情を帯びた評価が価値感情である。価値感情は、自分自身に対するものと、他者に対するものとに分かれ、肯定的・否定的という二つの方向性に区別される。否定的な自己価値感情は反応性に出現することが多い。実際の失敗体験（その予測を含む）から、自分の不注意や油断を嘆き、後悔したり、自責的になったり、困窮を案じたりする。それは「結果に対する後悔」であり、あの時こうしておけばよかった（そうすればその失敗は生じなかった）という形で語られるはずで、よい結果であれば否定的な自己価値感情が生ずることはない。

内因性うつ病では、否定的な自己価値感情が現れやすい。「仕事もできないで、家族に迷惑をかけている」「何をしても面白くなくて、生きている価値がない」「こんな自分が情けない」——これらは何もできない、何も楽しめない自分に向き合った現実的な評価である。内因性うつ病の一次性変化は、不快な身体感情と状態感情のほうにあって、否定的な自己価値感情は二次性である。

一方、今日のうつ病患者の中に、否定的な他者価値感情、つまり他者に対する嫌悪、憎しみ、失望を訴える患者がいる。その出所を探ってみると、出発点にひどく自己を傷つけられる（否定的な自己価値感情を刺激するような）体験・状況があることがわかる（デモラリゼーション）。否定的な自己価値感情の反動として（それを覆い隠すように）否定的な他者価値感情が生まれる。ここに憂うつで億劫という不快な状態感情を伴えば、うつ病と診断されるだろう。不快な状態感情は、たとえば会社に行きたくなかったり、パワハラ被害を訴える根拠となるといったような、目的に適った心の動きとみることもできる。出発点にある体験からの心の動きは、意味連関を見失うことなく一つのストーリーとして了解できる。これらの多くは体験反応であるが、内因性うつ病で生ずることがないとはいえない。内因性うつ病で比較的軽い抑うつが慢性化するようになると、患者は自分の抑うつに対し、その理由を探そうとする（患者自身は了解的関連でみずからの変化を理解しようとする）。その際、対人関係や置かれている状況におけるみずからの悩み事を、抑うつの理由ではないかと思う。そこで否定的な他者価値感情が生ずる（症状が軽ければ、体験反応が生ずる）のである。「否定的な他者価値感情があれば、内因性うつ病ではない」と即断すべきではない。不快な状態感情、否定的な自己価値感情、否定的な他者価値感情がどのように出現してきたかをよく吟味すれば、患者の主張が「みせかけの動機」であることがわかるだろう。

感情を身体・状態・価値という三つの領域に分けてかどうか評価すると、患者の感情状態を整理するのに役立ち、とくに反応性の抑うつ状態については治療の糸口を見出すことにもつながる。この感情の精神病理学を援用し、内因性うつ病と退行期メランコリーの症候学を整理して両者を比較してみよう。

内因性うつ病の症候学

以下で述べるうつ病の症候学は、従来、内因性うつ病と呼ばれてきた病態を想定しており、MDとは一致しない。しかも、筆者は後に述べる退行期メランコリーを内因性うつ病と区別することを主張しているので、従来の内因性うつ病と比べてもより狭いものを内因性うつ病と呼んでいることになる。内因性うつ病は、明らかな身体的基盤が見つからず、症状の生起や持続に理由がない（体験反応ではない）ことに重きを置いている概念である。内因性うつ病と体験反応は、横断面の状態像を個々の要素的な症状水準に分解すると多くの部分で重なり合ってしまい、その鑑別は難しくなる。両者の本質的な違いは横断面の状態像だけではなく、時間軸に照らし合わせた縦断的側面を加味した全体像の推移を吟味して初めて鑑別できる例もある。

うつ病に限らず、精神病は了解不能な心の全体的変化である。それはとくに統合失調症に当てはまるのだが、うつ病の場合も、その病相期においては例外ではない。病相期にある内因性うつ病の全体像を貫くテーマは何か。抽象的な言い方しかできないが、ここでは「理由なき生命性の停滞」と表現してみたい。「生命性」とは、生物学的な生命機能にとどまらない。健康な人間の精神生活を想像してみてほしい。人は状況に置かれ、そこで生ずる出来事に対し感情がわき、何かを考え、何かを実現しようと志向する。誰にでも流れている、そのような心のエネルギーを、ここでは「生命性」と呼んでいる。心のエネルギーは概ね快方向を志向する。その自由で自然な流れが「理由なく停滞」してしまうような事態が、内因性うつ病ではなかろうか。それはあたかも重い漬物石を載せられてしまっているようなものである。以下、その抽象的にしか語れない全体像をいくつかの側面から記述し、内因性うつ病の理念型を提示したい。

主要な特徴は、最初の三つ「全人性」「全身性」そして「生命性」の変化である。これらは一九七四年に新福が提唱し、個々の要素的な症状にまで分解せずに、うつ病の全体像を説明しようとしたもので、フレーズも覚えやすい。それ以外の特徴は、主に鑑別類型学に必要なものである。

(1) 全人性変化——不快な状態感情と身体感情

全人性変化とは、心だけでなく（体験される）身体にも広がる、心身の自覚的苦痛を意味している。あたかも日向から急にすっぽりと日陰に入ってしまうようなものである。心に感ずる変化は、憂うつ、悲しい、沈んだ気分、億劫といった不快な状態感情（われわれが「抑うつ気分」と呼んでいるもの）と、身体がだるい・重い、頭重感、胸のあたりがモヤモヤする、お腹が気持ち悪い、吐き気、痛みといった多種多様な身体的不快感（身体感情）である。通常、両者が観察されるはずだが、その割合はさまざまで、状態感情症状が目立たず、もっぱら身体感情症状が前景に立つ病像は仮面うつ病と呼ばれている。

「何だかやる気がしない、億劫だ」「何をやっても面白くない」という意欲や興味・関心の低下と捉えられる表現の中に、不快・苦痛感、つまり状態感情を読み取ることもできる。気分の反応性が保持されている、つまり楽しいことは楽しいと感ずるという「抑うつ状態」がある例を近年では非定型抑うつ（atypical depression）と呼んでいる。このような症例はたしかに存在するが、その「楽しめる」という時には、苦痛な不快感は忘れられている。これは体験反応でもあり得るし、内因性うつ病がかなり回復した段階でも生じるだろう。

認知症に代表される脳器質疾患患者では、意欲や興味・関心が著しく低下しているにもかかわらず、自覚的苦痛が希薄なアパシー（apathy）と呼ばれる病像がある。不快な状態感情を中核的な精神病理とみることで、アパシーとの鑑別はよりはっきりする。

精神運動制止（psychomotor inhibition）は、歴史的にうつ病の診断に重視されてきた。質問に対する応答に時間がかかる、考え込んでしまう、いつもなら普通にできる判断ができない、何をするにも億劫で努力が必要になるなどが、精神運動制止に当てはまる。患者が感じているのは、「つらい、苦しい」という苦痛に他ならない。それは心と身体の両方に感ずる苦痛である。気分反応性（mood reactivity）の喪失、悲しむことの不能（悲しいという感情すらわかず、涙も出ない）、感情喪失の感情（何の感情もわかない）も苦痛として語られる。

うつ病の不快な身体感情と状態感情は、患者がその苦痛をさまざまな言葉を使って語るものである。一つひとつの言葉を列挙するよりも、抽象的ではあるが、「理由なき生命性の停滞」と等価である苦痛と理解するのがよい。

しばしば一連の苦痛は、理由なく日内変動を伴う。朝が最悪（morning depression）で、午後から夕方にかけて症状が軽減するというパターンを示すことが多い。ただこの日内変動の評価は慎重にすべきで、「理由なく」というところが重要である。上司とトラブルがあり職場から逃避している反応性抑うつのケースでも、出社しなければならないウィークデーの朝が一番具合が悪く、社員が帰宅する夕方以降は軽くなって、「明日は会社に行ってみようかな」と思う。この苦痛もはっきりとした日内変動が認められるのだが、ここにはもっともな「理由」があって、生活発展の意味連続性は失われていない。その変化は体験反応性に理解できるものである。

(2) 全身性変化——不快な状態感情は全身に広がる

不快な身体感情症状は全身性に広がる。「体がだるい、重い、しんどい」などの表現がよく使われる。たとえば頭重感、胸や腹部のモヤモヤ感・嫌な感じ、胸苦しさ、吐き気、便秘感（実際の便秘というよりも、腹部の違和感を「便秘」と表現している）など頭部、胸腹部の違和感も訴えられるが、全身性を背景にした限局化という様相を呈する。身体の一点に苦痛が集中したり、明らかな左右差があったり、姿勢によって苦痛が明らかに変化したりすることは稀である。そのような場合はまず身体疾患を疑うべきだろう。内因性うつ病の不快な身体感情症状は全身性に体験されることが圧倒的に多い。部位が一定しない全身性の疼痛など、操作的診断では疼痛性障害と診断されるようなケースでも、うつ病とみるべき病態がある。

(3) 生命性変化――生命感情障害

全人性変化の不快な身体感情に含まれるのだが、「生命性の停滞」の最も直接的な表現でもあることから重要な側面として扱うべきなのが、食欲、睡眠欲求、性欲といった本能的欲動の理由なき低下である。食欲低下の典型例は、食べ物を前にした時にはっきりとする。食べてみようという感情（空腹感）がまったくわいてこない、食べ物を口にしても「おいしい」という快感が生じない。食べることが苦痛に感じられるのである。患者は「食べなきゃいけない」という義務感でなんとか食事を摂っている。一日の心地よい疲れと自然な睡眠欲求がなくなり、体はだるく疲れているのに、いっこうに眠気が生じない。休息の証である熟睡感がなくなるので、目覚めた時から、ひどくだるくて動けない。健康な時には当たり前だった食欲や睡眠欲求が失われるのである。食欲低下と不眠の結果として体重は著しく減少する。一～二ヵ月の間に体重が五kg以上減少することが稀ではない。性欲もまた著しく低下し、そのような気持ちにならないという。

(4) 抑うつ的な表出

心の全体像の変化は、自覚的に語られるものだけではなく、表面にも現れる。ある程度以上に症状が重くなれば、「病んでいる」ことは一見してわかる。顔色の悪さ、肌の荒れ、疲れ切った表情、整容の乱れ、言葉数の少なさ、ため息、涙もろさ、少ない身振り、沈みがちな声、悲しげな愛想笑い（smiling depression）などである。抑うつの表出は人それぞれであるが、丁寧に観察すれば、読み取ることは難しくない。きっちりとスーツに身を包み、「診断書を書いてもらおうと思って受診しました」と述べ、上司に叱責された怒りをエネルギッシュに訴える自称「うつ病」患者の印象とはまったく違うものである。ただ、この表出面の変化は常に把握できるとは限らない。あくまで、その人の健常時と比較してはっきりするもので、非常にアクテイビティの高い人では、抑うつ病相に入っても本人はそれを取り繕い、すぐには気づかれないこともある。

(5) 病感の存在

内因性うつ病の全体像として欠かせないものに病感の存在がある。うつ病相の始まりは、体調不良として自覚される（不快な身体感情症状）ことが多い。症状は、軽くとも「自分のどこかが具合が悪い」とはっきりと自覚できるものである。その回復過程においても、周囲からはだいぶ元気になったようにみえても、本人の自己採点がパッとしないことはよくある。うつ病相の寛解は、患者自身でなければわからない。

病感の存在はとても重要な特徴で、患者は抑うつ病相期にあっても、それを観察することのできる健常な自己がどこかにある。うつ病患者を自殺へと駆り立てるのは、うつ病の症状に苦しみ、その不快から逃れようとする、残された健常な自己なのかもしれない。病感の存在は、後述の「退行期メランコリー」との鑑別で際立っている。

(6) 体験反応ではない

これは、「今日のうつ病概念の問題点」の節で論じた通りである。抑うつ体験反応と内因性うつ病との鑑別は、横断的側面である症状評価ではなく、時間軸に沿った縦断的側面である生活発展の意味連続性の吟味が必要となる。意味連続性は、その人を十分に理解して初めて可能になるものであるから、簡単ではない。「自分だったらそんな反応を起こさない」とみずからの価値観から判断するのではなく、みずからの価値観から離れて、自分と同じように歴史的存在である患者に心を寄せてみる。体験反応であれば、体験と抑うつとの関連は、切っても切れない一続きのストーリーとして語られ、観察者にもそのように理解できる。原因となった体験から遠ざかれば反応も軽くなるのが体験反応の特徴ではあるが、職場の不適応で休養していても、つらい体験を反芻している限り心が晴れることはない。状況との物理的な距離ではなく、あくまで心の中の距離に、反応の強さは左右される。

注意すべきこととして、先に述べたように内因性うつ病患者もまた「こうなった原因はなぜか」とみずからに問い、「みせかけの動機」を持ち出すことがある。病相から回復した寛解期にも、病相を振り返り、そこに納得できる理由を探そうとする心の動きが生じる。そのような患者の申告をそのまま信じてしまうと、疾患的である抑うつ病相が、理由のある抑うつであるかのようにみえてしまうことがある。そのような間違いに陥らないためには、時間軸に沿って、当時の精神状態の推移を丁寧に吟味するとよい。動機として挙げられた出来事が、病相が始まってから起きていたり、あるいはとうの昔にいったんは乗り越えた悩みであったりすることがわかるだろう。

(7) 非特異的な感情症状にとどまり、その他の精神病の一段階でない

これは、内因性うつ病以外の精神病との鑑別類型学に必要な条件である。筆者は、内因性うつ病の範囲を比較的狭くとり、「症状そのものが非特異的である」精神病として提唱したい。真性の幻覚や妄想、あるいは緊張病症状といった特異的な症状があるもの、これまでの経過中にそれを呈したことがあるものは、たとえ現在の横断面の状態像が上記に当てはまるとしても区別したい。統合失調症の患者がその経過中にここで述べた病像を呈することがあっても、統合失調症から内因性うつ病への病名変更はしない（階層原則）。経過中に明らかな躁状態があれば、内因性うつ病とは区別し躁うつ病と診断する。他の診断の「鍵」となるような特徴的な症状があれば、そちらを優位に置く。ＤＳＭの診断基準では、ＭＤに幻覚や妄想、あるいは緊張

病症状までが出現してよく、広い範囲をＭＤとみなしている。この論点も、どちらが正しいかではなく、臨床上どちらの考えがより有用であるかが問題なのである。

(8) 二次性の否定的な自己価値感情

否定的な自己価値感情については先に少し触れた。内因性精神病においては、一次性と二次性の二つのパターンがある。一つは、病状の経過とともに徐々に二次性に出現するもので、内因性うつ病がこれに当てはまる。なかなかよくならない、何もできない、何も楽しめない自分（これらは事実であり結果として生じた事態である）に対して、罪責感や無価値感が、もともとあった病像に加わるものである。これは「結果に対する後悔」であり、内因性うつ病患者の体験反応（もちろん、健常者の体験反応と同列に扱うことはできないが）として了解的関連で理解できる。内因性うつ病の最中にあっても健康な人格部分が反応しているという言い方もできるかもしれない。これとは別に、病初期から否定的な自己価値感情が一次性に生ずるパターンがあり、それは（真性の）微小妄想である。これが次節で述べる退行期メランコリーの最も重要な特徴である。

退行期メランコリーの症候学

ここで描写しようとしている退行期メランコリーの理念型は、クレペリンによって提唱されたものをモデルにしている。そもそも彼の（退行期）メランコリー（以下、メランコリーと略す）は躁うつ病とは別の単位として提唱されていたものだが、のちに彼自身によって躁うつ病に統合される。現在のＩＣＤ分類では「精神病症状を伴う重症抑うつエピソード」に含まれるものである。しかし、ここでいう精神病症状は微小妄想

（気分に一致する精神病性特徴）に限定しているわけではなく、気分に一致しないものも含んでいるので、メランコリーと同一ではない。

メランコリーの最も重要な特徴は、以下の⑴から⑶である。これらは独立した特徴ではなく、相互に関係している。⑷以下の項目は、⑶で述べた体験構造の変化から理解できるものだが、鑑別類型学上、臨床的価値の高いものである。

⑴ 一次性否定的自己価値感情と微小妄想

メランコリーの中核症状は、一次性の否定的な自己価値感情（自己に対する絶望的な否定的評価）である。それは自分の存在に対する罪責感、行為に対する後悔、身体に対する絶望的不信感である。否定的自己価値感情の高まりは微小妄想へと発展する。シュナイダーは微小妄想を、人間が本来抱いている原不安（Urangst）、すなわち道徳的不安、経済的不安、健康不安が、精神病によって覆いを外され露呈したものであると述べている。[31][53] 微小妄想は罪業・心気・貧困をテーマにするものだが、このうちのどれが患者の訴えの中心になるのかは、その個人の関心のもち方を反映しているように思える。日頃の悩みやコンプレックスが素材となることも多く、具体的テーマには何らかの了解的関連があるのだが、それが妄想であることは発生的了解不能である。メランコリーの微小妄想は、一次性の精神病理である。

内因性うつ病においても否定的自己価値感情は生ずるが、それは無力でみじめな現実の自己像から二次性に生じている。これは「結果に対する後悔」だが、メランコリーでは「行為に対する後悔」が特徴的である。まだ結果の出ていないはずの、自分の行為（自発的なものだけでなく、治療などの自分に対して行われるものも含まれる）そのものが誤っているという確信が生ずるのである。

ＩＣＤやＤＳＭでは、「精神病症状を伴う重症抑うつエピソード」と位置づけられているのだが、微小妄想は抑うつ気分が軽度、中等度、そして重度と重症化して初めて出現するものではない。気分障害と診断された患者で、抑うつが重くなっても微小妄想が出現しない患者はいくらでもいる。一方、微小妄想が出現する患者は、その再発も微小妄想の出現で気づかれる。現在の分類では、妄想を伴うものと伴わないものを一つの大きな気分障害という枠組みで捉えているが、筆者はメランコリーを妄想性障害に近い類型と考えている。

(2) 外界が排除された自閉思考

メランコリー患者が自閉的であることを指摘したのはクランツで、「世界を最初から排除してしまった自我の内的空間へのとらわれ」と表現している。[35] 世界はそのつどの現実の体験から全面的に排除され、体験は絶望的にみずからの自我へと投げ戻されてしまうという。外界からの説得や慰めは、彼らの心の内には届かない。微小妄想の訂正不能性はこの自閉性と関係があるようにみえる。クランツはこれをうつ病性自閉として論じているのだが、彼がいわんとしたところはメランコリーの病像であろう。この自閉は、（筆者のように狭く内因性うつ病を捉えるなら）内因性うつ病ではなく、メランコリーの重要な特徴である。[31]

(3) 体験構造の特徴的変化

否定的自己価値感情の高まりと自閉思考の組み合わせにより、体験構造の変化が生ずる。自己の存在は「無価値」で「無力」なものとして体験される。自我の及ぶ営為はすべてが「無駄」や「過ち」に思われる。過去を振り返ると、「取り返しのつかない過ち」が次から次へと浮かんでくる。今こうしている現在は「どうすることもできない」あるいは「さらなる過ちを重ねている」のであり、未来を思い浮かべれば「絶望」や「手遅れ」でしかない。「自分はなすべきこともできない、自堕落で、まわりに迷惑をかけているだけの人間」という罪業妄想が結実する。

自己の身体は、自我が外界に向けて自己実現を企てる土台であり、その意味では自我と外界との架け橋でもある。その自己身体は「生命力を失ったもの」（がんや認知症のような不治の病に罹っているという心気妄想の形をとる場合もある）に変わり果て、外界との架け橋であった自己身体と自我の間に超えることのできない深い溝が生じているように感じられる。

外界は自我とのつながりが失われていなければ「脅威」や「負い目のあるもの」として体験され、しばしば罪業妄想を背景にした被害妄想が生ずる。自己身体が「生命を失ったもの」と体験されるようになると、外界もまた「自己とは無縁なもの」へと変化し、やがて世界の存在そのものの否定へとたどり着く。コタール症候群にみられる否定妄想（世界の存在の否定、臓器の喪失）や痛覚消失は究極の到達点であろう。みずからは身体を失い自我の内的空間だけ（身体を失った魂）が残される、いわば世界の中での唯一の存在に化す。これをそのスケールの大きさから巨大妄想と呼ぶが、万能感溢れる誇大妄想と違って、みずからはなすすべもなく存在するだけである。身体を失った患者は、未来永劫死ぬこともできずに原不安に苦しみぬくことになる。

(4) 被害妄想と妄覚

統合失調症の妄想は他者を対象とする自己関係づけが特徴的だが、微小妄想は自己そのものが対象となる。メランコリーでは、微小妄想に加えて被害関係妄想を伴うことがある。その被害妄想は「警察に追われている」「処刑される」など罪と罰の恐怖と言い換えられるようなもので、被害的ではあっても根底には微小妄想がある。幻覚とも錯覚ともつかない妄覚、象徴的な夢幻様体験が生ずる例もある。その具体的内容は、レビー小体型認知症のような無意味な、あるいは単純なものではなく、患者の精神内界を色濃く投影している。

(5) 病識欠如

内因性うつ病との違いの一つに病識欠如がある。内因性うつ病では、制止がそれほど強くなければ、健康な時と比較してどのように調子が悪いのかを語ることができる。つまり、健康な時の自己像をイメージするという視点が残されている。ところがメランコリーでは、体験構造に変化が生じているために、その視点がすでに失われている。振り返るべき過去の自己像が変化してしまい、過去の健常な自己像を「自分はずっと嘘つきだったから」と否定してしまうのである。

(6) 匿病

病を隠し、健康を偽装することを匿病（dissimulation）という。メランコリー患者は精神内界を周囲に知られることを怖れる。罪や罰が周囲に波及することを怖れることもあれば、自殺念慮があることを知られまいとすることもある。周囲に助けを求めようとせず、自分に生じている変化をひたすら隠そうとする態度である。自殺を防ぐためには、周囲はこの匿病を看破しなければならない。

(7) 自殺念慮

上述の特徴的な体験構造の変化は当然の帰結として自殺念慮を導く。クレペリンは、メランコリー患者を

表 9-2 退行期メランコリーと内因性うつ病(31)

	退行期メランコリー	内因性うつ病
一次性に出現する感情症状	否定的な自己価値感情と不安が中心	不快な身体感情と状態感情
原不安の露呈	前景に出る	露呈されない
思考内容	原不安（微小妄想群：罪業、心気、貧困妄想）	抑うつ気分が投射された了解可能な優格観念
体験構造	世界が排除された自我内的空間へのとらわれ（自閉思考）	外界は排除されない、偏ってはいても現実的思考
病感・病識	病初期から失われる	保持されることが多い
匿病傾向	強い	弱い
自殺念慮	病初期から強い	病状の悪化に伴う

最も自殺の危険の高い一群とみなしている。発病してから一〜二週間程度で病像が完成してしまうケースが少なからずあり、医療機関を受診する前に自殺に至る可能性がある。自殺企図は確実な手段が選ばれることが多く、時には自分に罰を与えるような手段が選ばれることもある。患者が医療と結びつくのは、自殺未遂であることが少なくない。この類型で最も注意すべき点は、病初期から常に自殺企図の可能性があることである。

(8) 経過と治療について

治療については確立したものはないが、抗うつ薬と抗精神病薬の組み合わせで治療されることが多い。しかし、自殺念慮が切迫している場合や、副作用のために薬物療法で十分な効果があげられない場合は、修正型電気けいれん療法の適応となることも少なくない。完全に寛解するもの、すぐに再発するもの、慢性的に持続するもの、仮性認知症化するものなど、長期経過は一定しない。

退行期メランコリーと内因性うつ病の比較を表9－2にまとめた。内因性うつ病を狭く捉えてみると、微小妄想を前景とする退行期メランコリーといくつかの点で際立った違いがある。両者を区別することは、臨床的に有用である。メランコリーという術語は、すでにうつ病と同義に用いられることもあるので、この類型を内因性うつ病から切り離すのであれば、原不安精神病（Urangstpsychose）という名称はどうだろうか。そのほうが、類型の特徴をよく表しているようにも思う。

第10章　司法精神医学1
——刑事責任能力鑑定について

筆者はかれこれ二〇年以上、精神鑑定に従事している。ここでは司法精神医学とくに刑事責任能力鑑定（以下、単に鑑定とする）に焦点を絞り、その領域で伝統的精神医学の思想がどのように活かされているのかを論じたい。そのうえで、日々の鑑定業務の中で、繰り返し取りあげられるいくつかの具体的な問題についても言及する。

鑑定と臨床における診断の比較

診断とはいっても、鑑定と臨床ではいくつかの際立った違いがある（表10－1）。これらの違いを理解していないと、質の高い適切な鑑定はできない。鑑定では通常、犯行時と現在という二つの隔たりのある時点での診断を求められる。鑑定で重きを置かれるのはすでに過去となってしまった犯行時の診断であり、その点が常に現在が重視される臨床との大きな違いである。臨床で求められる診断は基本的には状態像診断で、患者の行動は診断をつけるための材料にすぎない。一方、鑑定では、ある特定の行動つまり犯行に、精神障害

表 10-1　精神鑑定と臨床における診断の比較(28)

	精神鑑定	臨床診断
目　標	犯行時の責任能力判定	治療方針の決定
求められる診断	犯行時と現在の精神状態 精神障害の有無とその程度、犯行に及ぼした影響	現在の精神状態 基本的には状態像診断
主な資料	調書、公判記録、問診、検査	問診、検査
精神障害の存在	あるかないか、それが「疾患的であるか、否か」が重要	「疾患的であるか、否か」をあえて問わない（DSM 分類では）
注意すべきこと	暗示的質問を使えない（問診による精神状態の変化を可能な限り避ける） 詐病や匿病 供述変遷の有無（記憶の歪みの評価） 責任能力と情状との区別	批判的態度を控え、治療関係を構築する努力 感情移入と共感的態度 問診そのものの治療的効果

が影響を及ぼしたかどうかが問われる。状態像にはとどまらない、「心の動き」についての評価をしなければならない。

精神障害の存在については、単に「精神障害があるか、ないか」だけではなく、その精神障害がどのような性質のものなのか、つまりその精神障害が「疾患的であるか、否か」が問われる。まさに伝統的精神医学の思想に立った、精神医学的見解を述べることを求められているわけである。「疾患的な精神障害」においては、健常な心に疾患という異質なものが入り込んでくる（闖入する）ことが、責任能力喪失の一つの理論的根拠となっているように思う。ところが、身体ではなく他ならぬ心の医学において、自然科学的視点から疾患を定義することが容易ではないことはすでにくわしく述べた。伝統的精神医学は、了解概念を「疾患的であるか、否か」のメルクマールとして重視してきたが、無理論をモットーとするDSMではこれもまた退けられてしまった。そして現代精神医学は、「疾患的であるか、否か」をあえて問わない、つまり疾患を定義することを棚上げにして、この難題を回避した形である。この「疾患的であるか、否か」という視点は、DSM登場以前の伝統的精神医学の根本的思想（実証することができないという意味で、思想や理念と表現すべきものであろう）であり、その意味では鑑定はこの伝統的視点を今日でも継承しているといえるだろう。

鑑定では、日常臨床では要求されない特別な注意が求められる。鑑定のための問診では暗示的質問を使うべきではない。暗示的質問とは、たとえば「誰もいないところで声が聞こえることがあるか」とか、「自分の考えが、口に出さないのに周囲に伝わってしまうことがあるか」というような、精神病に特徴的な体験をイエスかノーかでストレートに尋ねることである。こういった暗示的質問は、詐病を企てようとする者にとっては格好の材料を提供することになる。また、詐病や匿病（疾患を隠し健康であるかのように振る舞う）の構えについて常に注意を払う必要もある。逮捕勾留あるいは裁判という場は、人を特別な心理状態に置く。保身の心理機制の働いている状態で、犯行時という過去のある時点を振り返るわけであるから、たいていは記憶に歪みが生ずる。この「記憶の歪み」を吟味するには、逮捕直後から鑑定に至るまでの供述が変遷していないか（供述変遷の有無）を丁寧に検討することになる。精神障害によっては、責任能力の問題ではなく、情状酌量として取り扱われるべきものがあるという点も、鑑定結果の混乱と無関係ではない。このように鑑定には、臨床では要求されない高度な問診技術や配慮、結論の導き方が必要とされることは強調しておかなければなるまい。

三種類の鑑定

鑑定には、起訴前簡易鑑定、起訴前嘱託鑑定、正式鑑定の三種類がある。それぞれの目的や方法、利用できる資料、利点と欠点などを表10－2にまとめた。起訴前簡易鑑定については地域により時間のかけ方や方

表 10-2　3種類の刑事精神鑑定

鑑定の種類	起訴前		起訴後
	簡易鑑定	嘱託鑑定	正式鑑定
対象者	被疑者	被疑者	被告人
本人の同意	原則的には必要	必要なし	必要なし
裁判所からの許可もしくは命令の有無	検察官による指示、本人の同意が得られない場合のみ裁判所からの許可が必要	検察官による嘱託だが、裁判所の許可もしくは命令が必要	裁判所からの命令が必要
実施時期と期間	20日間の勾留期間内に実施、鑑定に要する時間も含まれる、通常は数時間で診断書まで完成、通報に必要な手続きもこの期間内に含まれる	鑑定に要する時間は勾留期間には含まれない、正式鑑定と同じく2～3カ月間	公判中、2～3ヵ月間
診断のための資料	一件調書、問診と診察	一件調書、問診と診察、身体検査、心理検査、入院観察記録、家族などの関係者からの聴取	一件調書、公判記録、問診と診察、身体検査、心理検査、入院観察記録、家族などの関係者からの聴取
鑑定の目的	検察官の起訴／不起訴の判断材料、とくに明らかな精神病をスクリーニングすること	検察官の起訴／不起訴の判断材料、大事件で責任能力が争点になることが予測される場合	刑事責任能力や刑事訴訟能力の判定のための資料
利　点	時間と費用を節約し効率よくスクリーニングができる、事件から日が浅い時期に実施されるので犯行時の記憶の歪みが少ない	事件から日が浅い時期に詳細な精神状態の評価ができる、十分な情報を集めることができる、鑑定人のペースで予定を組むことができる	十分な情報を集め、詳細に精神状態を評価できる
欠　点	情報量が限られている、診察にかける時間が短い、診断日の変更ができない、厳密な責任能力判定は困難	時間と費用がかかる、被疑者の供述に影響を与える可能性が簡易鑑定より大きい	事件から相当な時間が経過して実施されるので犯行時の精神状態の評価が難しい、保身の心理が働き記憶の歪みが避けがたい、現在時の状態に鑑定人の判断が影響されやすい

法が違う。筆者が嘱託されている東京地方検察庁本庁診断室での起訴前簡易鑑定をくわしく紹介しよう。

精神障害のある被疑者（起訴される前は、被告人ではなく被疑者と呼ぶ）がいったん起訴された場合、公判で心神喪失が認定されることは非常に稀である。起訴されるかどうかは被疑者の将来に重大な意味をもつ。被疑者を起訴するかどうかの判断はもっぱら検察官に委ねられており（起訴便宜主義）、検察官は鑑定医の意見を参考にして慎重な判断を下すことになる。その判断に使われるのが起訴前簡易鑑定である。

手続き上の大きな違いは、起訴前の鑑定は検察官が必要と判断すれば直ちに行うことができるのに対し、起訴後の正式鑑定は、多くの場合（少なくとも初回）は弁護側から要請されるもので、それを実施するかどうかはもっぱら裁判所の判断に委ねられている。簡易鑑定は被疑者の同意を得ることが原則だが、同意が得られずなおかつ検察官が実施の必要を認める場合は、裁判所からの許可により施行される。必要な資料を収集し十分な時間をかけて行われる本鑑定（起訴前嘱託鑑定と正式鑑定をまとめてこう呼ぶ）と比べると、簡易鑑定はごく限られた資料しか利用できず診察も一回限りである。診断の精度にはおのずと限界がある。

東京地検では、起訴前簡易鑑定を簡易精神診断と呼んでいるが、「鑑定」ではなくあえて「診断」と呼ぶのには理由がある。簡易診断は本鑑定の簡略版ではなく、短時間の診察で「明らかな精神病」のケースを見つけ出すこと（スクリーニング）を目的としている。「明らかな精神病」とは疾患的な精神障害であり、主として心神喪失例である。検察官は鑑定医の意見を参考にして、起訴するかどうかの判断を下す。検察官は鑑定の診断結果に拘束されることはなく、診断書に納得いかなければこれを採用せず、みずからの判断で起訴／不起訴を決定することができる。そうはいっても精神障害の有無については精神科医の専任事項であることから、起訴するか否かの検察官の判断に簡易診断の結果が与える影響は非常に大きい。

簡易診断の精度に限界があることは先に述べた通りだが、責任能力はあるがそれが完全なのか限定なのかといった判断や犯行に至る心理的背景を詳細に明らかにすること、あるいは積極的なパーソナリティ障害の診断は、簡易診断で到達可能な目的ではない。実務では、責任能力喪失なのか限定責任能力なのかの判定がつかない場合もあり、その際には、鑑定医は検察官に本鑑定を勧めている。しかし、嘱託鑑定に要する時間と費用を考えると、嘱託鑑定が行われることは重大犯罪や度重なる累犯に限られている。

起訴前簡易鑑定の実際――東京地検本庁診断室の場合

診断室における簡易診断の実務は次の通りである。被疑者は検察庁内にある診断室で診断を受ける。医療機関ではないので、血液検査や画像診断は施行できない。診断日は週二回で曜日が決まっている。これにかかわる医師は各曜日で二名ずつ、合計四名である。各医師は毎回二件を担当するので、一週間に最大で八件の診断が可能な体制が組まれている。一つのケースは次の手順で進められる。

(1) 一件調書閲覧

あらかじめ用意された一件調書の閲覧に一時間程度かかる。調書の内容は、被疑者・関係者の供述（警察官・検察官の取り調べ）が中心だが、精神科治療歴のある者では、病院への照会の回答やカルテの写しも含まれている。薬物中毒や酩酊犯罪では尿検査やアルコール検知検査の結果がある。とくに逮捕直後の供述をよく読んでおく。現行犯逮捕であれば、事件直後、留置場で一晩明かす前の供述であることは意味がある。記憶の鮮度が最も高く（睡眠による忘却がない）、保身の心理の影響がまだ少ない段階なので供述内容に特別な価値がある。次に、その後の供述に変化がないかを吟味する。診察に回されるのは勾留期間がぎりぎりの場合が少なくない。事件から二週間以上が経過していることが多く、この間に弁護人と会い、被疑者自身が冷静に事件を振り返るようになる。保身の心理が働き、この期間にすでに供述内容の変化が始まっている場合もある。最も頻繁に遭遇する記憶の歪みは忘却である。とくに酩酊犯罪でその傾向は強い。簡易診断時に犯行当時の健忘を訴えるものは少なくないが、それは犯行時の意識障害（病的酩酊）の積極的な根拠にはならない。逮捕直後の被疑者の供述や客観的な行動観察（目撃証言）が有益な判断材料となる。

(2) 被疑者の診察

被疑者の診察は通常一時間程度（これは診察医によってばらつきがある）であるが制限はない。外国人の被疑者には必ず通訳がつくが、通訳者の能力にはむらがある。時に、こちらの質問の意図がしっかり伝わっているのか、あるいは被疑者の供述の微妙なニュアンスを見失っているのではなかろうかと不安になることもあるが、それはやむを得ない。

細心の注意を払っていることは、この簡易診断が被疑者のその後の供述に影響を与えないようにすることである。とくに先に述べた暗示的質問は可能な限り避けるよう注意している。本鑑定でしばしば見かけることだが、症状を確認しようと暗示的質問が繰り返されることで、供述内容（とくに犯行当時の記憶内容）が変化してしまうことがある。これもまた記憶の歪みの一因となる。鑑定人は、その供述変化が自分の問診によりもたらされたものであることに気づいていない。鑑定では問診の仕方には十分な配慮が必要である。詐病と匿病の構えがあるかどうかもまた、鑑定ではとくに注意を払う。

(3) 診断書の作成

診断書は問診終了後、その場で直ちに作成する。三〇分から一時間程度はかかる。診断はＩＣＤ－10[66]の表記に統一しているが、やむを得ず状態像診断にとどまることや、「精神病とは診定できない」（責任能力に影響を与える精神障害はないだろうという意味である）と記載することもある。パーソナリティ障害の診断を積極的に下すのには資料が少なすぎるので、上記のコメントがよく使われる。厳密な責任能力判定は簡易診断の射程外であると述べたが、多くの検察官は本鑑定と同じ要請をしてくる。詐病や匿病の構えがあると病像が修飾されるので、確定診断はさらに難しくなる。その場合は、時間をかけた（行動観察を含む）本鑑定が必要となることもある。診断書には、現在時の状態と犯行時の状態について記載する。責任能力についての参考意見も、簡易診断でわかる範囲で記載することにしている。

(4) 担当検事との面談

検察庁での鑑定業務の大きなメリットは担当検事と会えることである。診断書ができあがると、担当検事に連絡をして内容を説明する。診断書の内容を読みあげながら、検察官に疑問点があるかを尋ねる。話をしてみて初めて検察官が被疑者のどの部分に精神病の疑いを抱いていたのかがわかることもあり、必要に応じて診断書を加筆修正する。ちなみに検察官が簡易診断を依頼する理由のうち、最も多いのは被疑者に精神科治療歴があることである。

簡易診断は、起訴をするために検察官寄りの判断を下すわけではない。鑑定人の見解と検察官のそれとが食い違うことも稀ではない。その場合は、われわれの診断はあくまで検察官の参考資料の一つでしかないことをあらためて伝えることにしている。

責任能力判定で使われる診断

ＤＳＭ診断が普及する以前は、同じ一つのケースにつき、弁護側と検察側とで鑑定が繰り返されることがあった。下された診断結果にどちらかが納得がいかないと、新たな（しかも有利な判定をしてもらえそうな）鑑定医を探してきて、また鑑定が行われる。さながら鑑定の応酬である。利用できる資料が同じであっても、鑑定医によって診断が異なることが稀ではなかったのである。法廷では下された複数の診断のうち、どれが正しいのかということが議論されることになる。ところが、そのような診断の食い違いが、鑑定医の学問的な立場・理論的背景の違いを反映したものであることが少なくなかった。時には鑑定医の主張が、十分には承認されていない個人的意見であったりすることもあっただろう。法曹はそういった事情を知る由もなく、そもそも解決不能な精神医学上の問題が法廷に持ち込まれてしまうことがあった。そのような無益な議論が鑑定そのものの信頼を損ねる一因になったことは疑う余地がない。

今日、鑑定においては、ＤＳＭ－５あるいはＩＣＤ－10いずれかの診断基準が一般的に使われている。共通の分類体系・診断基準を使用することによって、診断のプロセスが検証可能となり、鑑定医による診断の違いは少なくなった。鑑定に次ぐ鑑定という悪循環もたしかに減ったように思う。グローバルスタンダードの診断基準を使うことの大きなメリットは積極的に認めてよい。

鑑定における判断は二つのステップからなる。第一のステップは精神医学的な診断（ＤＳＭ－５またはＩＣＤ－10）をつけることで、これは専門家である鑑定医の専任事項である。第二のステップは規範学に基づいており、ここでの鑑定医の役割は、精神医学的診断を司法精神医学の参照枠（後述の四つのグループ）に移し替えることと、法曹に犯行時の責任能力判定に必要な情報を提供することにある。鑑定医による判定の違いを可能な限り減らす、つまり鑑定を標準化するためには、国際的な診断分類体系を使って精神医学的診断を下すだけでは十分ではない。第二のステップにかかわる、下された診断についての、各グループ内での責任能力判定の原則論がどうしても必要となるだろう。

DSMとICDのどちらを使うべきか

鑑定と臨床との違いを念頭に置き、鑑定における操作的診断の使用について考えてみたい。DSM-Ⅳ-TR[2]のイントロダクションでは、この体系が法廷で使用されることの危険性、つまり診断に含まれる情報が誤用され、誤解される可能性が高いということがしっかりと指摘されている。それは、法廷が関心を寄せる疑問や責任能力判定と、DSM診断に含まれる情報とがかみ合っていないことから生ずるものである。たとえば、DSMにおける精神障害は、法的な「精神障害」「精神病」あるいは「精神的欠陥」の存在を確定するには不十分であること、責任能力判定についてはさらなる情報が必要であること、責任能力はそれぞれのカテゴリーの中でも大いに異なるもので、特定の診断の割り当てが責任能力判定に直接は結びついていないことが挙げられている。もっとも、DSMを法廷で使うことを禁じているわけではない。米国では唯一の体系であるから、診断についてはこれを使わざるを得ないというべきかもしれない。しかし、その使用に際しては、非臨床家である法曹にその危険性や限界について伝えておく必要があると明記されている。具体的には、①DSM診断は個々の精神障害の原因についてなんら必然的な意味をもっていない、②ある障害と関連がある行動について、当該個人がその行動をコントロールできるかどうかについての判断ではない、③DS

M分類は、その公表時のコンセンサスを反映したものにすぎず、診断基準やカテゴリーの変更可能性、つまり見直しの可能性を前提にしている、と述べられている。

危険性や限界があることを十分に踏まえたうえでなら、いくつかの有用性もある。それは、①十分に検討され確立した体系を使用することで、その決定についての価値と信頼性を高める、②適切な文献調査に基づいた概要を提供することで、法曹に精神障害の重要な特徴についての理解を促すことができる、③根拠のない憶測をチェックする役割を担う、④法的問題が過去あるいは未来の時点での精神的機能に関係する場合、縦断的経過に関する診断情報は、その意思決定に寄与することができる。以上がＤＳＭ－Ⅳ－ＴＲのイントロダクションで指摘されている内容であり、この体系を法廷で使用することへの危険性と有用性が用心深く述べられている。

さて、国際的分類には、ＤＳＭの他に、ＩＣＤ－10がある。二つの体系には多くの共通点があるが、どちらを使っても同じというわけではない。鑑定にはどちらが適しているのだろうか。二つの体系は、使用される目的によって有用性に違いがある。

ＤＳＭはあらゆる目的に一つの体系で対応しているのだが、厳密な操作的診断の採用により、カテゴリー間の境界は明瞭となり、診断の一致率（信頼性）は高い。目の前にいる対象を、手際よく分類することに長けていて、研究目的には適している。その一方で、診断基準（境界）は明瞭でありながら暫定的であることも強調されており、「この境界にどれだけの意味があるのだろうか」と考え始めるとすっきりしない。犯行当時の精神状態を扱う時のように、利用可能な情報がどうしても不足している場合には、厳密な操作的診断は機能不全を来たし混乱が生じやすくなる。

ＩＣＤ－10には、臨床用（Clinical descriptions and diagnostic guidelines）と研究用（Diagnostic criteria for research）という二つの版が用意されている。目的に応じて二つの版を使い分けられることは、臨床的にはカテゴリー間の境界が本質的に明瞭ではないことを容認し、研究ではその境界を明瞭にしなければならないという、精神医学特有のジレンマに対する適切な方策である（残念ながらＩＣＤ－11では、一つだけの体系になる）。臨床用バージョンは、操作的診断を部分的には使っているが、ＤＳＭのように厳密ではない。臨床記述を充実させ、そこからその障害の特徴を読み取り診断を下すという、いわば伝統的な診断プロセスとなる。信頼性についてはＤＳＭに劣るかもしれないが、情報が不十分であっても使用することができ、過去にさかのぼる「犯行時の診断」を重視する鑑定にはより適している。筆者は鑑定にはもっぱらＩＣＤ－10を使っている。

さて責任能力判定においては、精神医学的診断の先にあるさらなる作業が必要となる。それは犯行と精神障害との関連を吟味することではあるが、その具体的作業に移る前に、精神医学的診断を、司法精神医学に特化した参照枠に移し替える必要がある。この枠組みが責任能力判定の土台となる。

責任能力判定のための参照枠

ここからは純粋な経験科学ではなく、規範学の領域になる。ここに紹介するのは、ドイツ司法精神医学で採用されている責任能力判定のための参照枠（四つの導入指標）である。[42][50] この参照枠は法曹には比較的浸透しているのだが、精神障害についての法的な捉え方として鑑定医もまた精通しておきたい。筆者はこの参照枠を二〇年以上使っているが、検事との対話のツールとしてとても役に立っている。この揺るぎない体系は、今後も改訂のたびに変化し得る臨床分類や診断に対し、鑑定作業に（ひいては法廷においても）一定の秩序を与える役割を担っている。新たに採用された概念（病名）についても、それがどこに位置づけられるものなのかを法曹に説明することで、その具体的内容について十分知っていなくとも、責任能力判定は可能となるだろう。

以下に呈示する四つの群に振り分ける作業は、個々の精神障害が法的にどのような意味をもつのか、どのような位置づけにあるのかを明らかにしている。たとえば統合失調症とパーソナリティ障害は、どちらも臨床的には精神障害であるが、法的には同列に扱うべきではないという考えである。それぞれの概念の出所を考えると、なるほどと納得がいくだろう。

精神障害はまず「疾患的な精神障害」と、「疾患的ではない精神障害」に分けられる。後者は、深刻な意識障害、精神発達遅滞、重いその他の精神的偏倚に振り分けられる。この振り分け作業と、それぞれの群の中での責任能力判定の着眼点を明確にする作業が、精神医学的知識をもつ鑑定医の役割である。四つのカテゴリーについて説明する。

⑴ 疾患的な精神障害（krankhafte seelische Störung）

「疾患的な」とは「疾患を原因とする」という意味である。ここで疾患という言葉は身体医学的な意味で使われており、「疾患そのものは身体にしか存在しない」という含みがある。心に、身体的・異質なものが闖入する（心に質的な変化が生ずる）からこそ、責任能力の問題が生ずるわけである。これに相当するのは、いわゆる真正精神病――器質性・症状性・中毒性精神病といった身体的基盤が明らかな精神病と、身体的基盤が要請（仮定）される内因性精神病――である。歴史的にも、そして現時点においても、「疾患的である」というコンセンサスが得られているのはこの群だけである。まさに伝統的精神医学の思想にしっかりと根を下ろしているといえるだろう。

この群の責任能力判定の原則は、犯行時に精神病の状態であったことが明らかであれば、その精神病がその人の意思能力を喪失させせないことが立証されない限り、責任能力喪失とするというものである。ただし、ここには重要な例外があって、酩酊犯罪にはこの原則がそのまま適用されることはない。アルコール単純酩酊は医学的には急性中毒であるが、法的な精神病とはみなされない。酩酊に対してはより高いハードルが課せられており、特別な状態でない限りは完全責任として扱われている。単純酩酊による抑制消失で、いわゆる制御能力が明らかに低下していても、精神病とはみなされない。ここでは「みずからを酩酊状態に置く」という心の動き・意志があるからこそ、その人に責任があるとみているわけである。危険ドラッグによる犯罪もまた、アルコールに準じて高いハードルを設けるべきだろう。この例外は、責任能力判定の本質的側面、つまりこれが規範学であるということを反映している。診断名により責任能力の範囲がある程度規定されるいわゆる差別的解決が、現行の鑑定においても暗黙裡に採用されていることを示している。

(2) 深刻な意識障害 (tiefgreifende Bewusstseinßtörung)

情動行為にみられる、ごく短時間の「意識障害」を指す。器質性・症状性・中毒性精神病の意識障害は「疾患的な精神障害」に相当するので、ここには含まれない。情動行為とは、激怒や絶望などの感情の異常な高まりがごく短時間だけ非常に激しく生じ、理性的な人格がそれに打ち勝つことができないものとされる。爆発反応や短絡行為[38]の形をとり、しばしば器物損壊や殺人などの犯罪行為に及ぶ（情動犯罪）。この概念は司法精神医学に特有なもので、臨床分類の中にこれにピタリと当てはまる診断名はない。ここでの判定の原則は、「深刻な」という形容詞が重要であるとされる。情動行為に至るまでの前史、犯行時の意識障害の程度

（後述する典型的な経過、完全な健忘、見当識障害）が評価の対象となる。健常人で生じた情動行為は完全責任とされることが多く、パーソナリティ障害や発達障害が背景にある場合、あるいは抑うつ状態や著しい心身の疲弊が加重される場合は限定責任と判定されることがある。

典型的な情動犯罪としては、配偶者からのドメスティック・バイオレンス（DV）の被害者による配偶者殺人がある。長期間におよぶDVがあり、行為者にとっては「自分こそが犠牲者である」という怒りや絶望を伴う情動が生じ、蓄積されていく（情動行為に至るまでの前史）。犯行の直前には、何らかの（疾患的といえるかどうかはわからないが）異常な性質を帯びた精神的変化が生じていて、それは著しい情動不安定、絶望と自殺傾向によって特徴づけられる。情動行為は、いつもの暴力のきっかけとなる言葉によって開始されることが多い。その言葉は、何度となく繰り返されてきたDVを想起させるもので、その重要な体験領域に的中する。情動行為が生じる状況には意味連関があり、内的に充電された情動が急激に行動に変換される。その行為は、これまでに蓄積された自身の生活の全失望との決着を意味するものである。情動行為における意識障害は、意識混濁ではなく狭窄である。注意はある特定の内容に集中し、同時に、不安、驚愕、怒り、絶望といった強い感情に支配される。それにより、与えられた知覚刺激を熟考することや、それに対してどのように振る舞うのかという判断が妨げられる。情動の強度は一様ではなく、行為開始後にさらに燃えあがることも稀ではない。そして、犯行後に意識の狭窄が解け、茫然とする中で我に返るのである。気がつくと目の前に被害者が倒れていて、自分が血のついた凶器を握っており、自分も怪我をしている。いったい何が起きたのか、きっかけの言葉を聞いたことだけは覚えているが、それに続く出来事を思い出すことができない。これが典型的な経過である。

情動の爆発は、絶望のうっ積した準備状態のうえに発症するものだが、ここに作用するいくつかの促進因

表 10-3　情動犯罪の診断基準（ザース）[52]

1	特異的な前史（いきさつ）と犯行開始に至る所要時間
2	犯行がいよいよ始まろうとする情動的な結果状況
3	人格の精神病理学性の素質
4	状況要因
5	防御傾向を欠く、突然かつ激烈な犯行経過
6	特徴的な情動生成と消退
7	犯行の結果として生じた、重篤な心の動揺を伴っている行動
8	知覚領域および心の働く領域の狭窄
9	犯行誘発刺激と反応としての犯行との不均衡
10	記憶障害
11	人格異質性
12	意味・体験連続性の障害

注１　重要かつ比較的信頼できる指標として１～８が勧められる。
注２　指標９～12は、１～８の重要な指標が満たされている場合に限り、その判定の主観的見解ゆえに、補足的側面として利用可能である。
注３　指標5、8、9、12は司法精神医学上の見当識障害に相当するものである。

子がある。アルコールや薬物は、心的緊張の放出にいわば触媒の役割を果たす。併存する精神障害や身体疾患や身体的疲労も代償可能性のゆとりを奪う。「疾患的な精神障害」が併存する場合は、その情動興奮が、もともとの精神障害によるものなのかどうかを検討する必要がある。もしそうであれば、情動犯罪とはみなさない。

ザースによる情動犯罪の診断基準（表10－3）は、精神鑑定や裁判判断でしばしば引用されている。これは、情動犯罪および「深刻な意識障害」の操作的診断基準で、比較的簡単に診断できる反面、定義の曖昧さ、診断基準の一人歩きや誤用など批判もあるだろう。表は情動犯罪に特徴的な指標をまとめたものだが、責任能力判定で重要なことは「深刻な意識障害」があったかどうかの評価である。表10－4は「深刻な意識障害」に不利な指標とされる項目である。

実務では、情動行為が裁判上の意識障害に至ることが本当にあるのかどうか、刑事責任能力の取り扱いをどうすべきか、精神健常者とそうでない者との情動行為について区別をするべきかどうかという論点がある。加えて、今日の代表的な診断基準（ＩＣＤ－10）には情動行為に相当する

表 10-4 「深刻な意識障害」に不利な指標（ザース）[52]

1	空想の中で攻撃をあらかじめ具体化していること
2	犯行を予告すること
3	犯行開始に至る所要時間内の攻撃行為
4	犯行のための準備行動があること
5	犯人によって犯行の場面が設定されていること
6	誘発－興奮－犯行の関連が欠如していること
7	主として行為者による、犯行経過の目的志向性形成があること
8	長時間にわたる犯行推移
9	段階に分節化された複雑な行動経過
10	犯行について内省があること
11	正確で詳細な記憶
12	犯行経過に同意する説明
13	植物神経性、精神運動性、および精神性の、激しい情動興奮の随伴現象の欠如

項目がないことも問題点の一つである。ＩＣＤ－10では、急性ストレス反応の中の「意識野のある種の狭窄と注意の狭小化、刺激を理解することができないこと、および失見当識をともなった、『眩惑 daze』という初期状態を含んでいる」という記述に情動行為の描写をみることができるのだが、この診断カテゴリーの意味するところはむしろその後の心的変化にあって、初期状態であるところの情動行為ではないのである。情動行為はある条件下では避けがたい反応であり、精神健常者にも生じ得ること、持続時間が短いので治療の対象にはなり得ないことなどから、診断カテゴリーとして採用されていないのだろう。

(3) 精神発達遅滞（Schwachsinn）

当たり前のことだが、知能の偏り（統計学的な異常知能）は、低い側の偏りしか異常とはみなされない。これは科学的基準ではなく、価値基準である。ここでいう精神発達遅滞は、奇形や疾患の結果ではないものを対象としている（奇形や疾患の結果であることが明らかであれば、それは「疾患的な精神障害」である）。偏りの程度は軽度が多く、正常との明瞭な境界はない。それゆえ中等度や重度の例と比較すると犯罪との関係がより深いといえるかもしれない。判定の原則は、犯行内容と知的能力との関係により判断することである。単独で行う万引きの場合と、組織的詐欺犯罪によくわからないまま手先として加担した場合とでは、判定が違ってくる。多くの精神発達遅滞者は、生活の知恵を身につけているもので、ここでは知能指数よりも生活の自立度を重視してよい。その犯行には、爆発しやすい、新奇の刺激に引き寄せられやすい、我慢することが難しいという特徴が現れているものである。ここには責任能力を問題にすべき場合と情状酌量を考慮すべき場合とがあるように思える。

(4) 重いその他の精神的偏倚 (schwere andere seelische Abartigkeit)

パーソナリティ障害、欲動異常、発達障害、精神病を伴わない薬物依存症などがこのグループに含まれるが、みずからが悩むか社会適応の妨げとなっているために、精神障害として取りあげられているものである。個々の障害は、理念型である類型概念として提唱されているものなので、正常との明瞭な境界はない。疾患と呼ぶことはできず、やはりパーソナリティやその反応の偏り・偏倚とみなすべきものである。[50]

ここでは「重い」という形容詞が重視されている。つまり、重くないこれらの精神障害は責任能力を吟味する対象から外れる（完全責任となる）。この「重い」という意味は、よくよく考えてみると悩ましい。重い、軽いという形容詞は連続性のある変化を表現する際に使われるが、その一方で、この「重い」という意味は「疾患的な精神障害に準ずるものでなければならない」とも記されている。[50]「疾患的な精神障害」は心の質的な異常（健常時との質的な違い）が強調されていたはずであるから、この「重い」という連続体を表現する形容詞とどこか矛盾する。この一見矛盾する表記は、この群は完全責任が原則であることを示唆しているように思える。このグループに属する診断名は、社会不適応を類型化したものばかりである。社会適応や性格傾向を問題にしている以上、それは責任能力ではなく、情状酌量の領域で検討すべきものであるように思う。

注意すべきものとして、クレプトマニアに代表される欲動の異常については、次の章で取りあげる。

責任能力判定についての意見——伝統的精神医学の視点から

「疾患的な精神障害」においては、生活発展の意味連続性の切断・中断（停止）という事態が、心神喪失者を罰しないという責任能力判定の原則と結びついているのであろう。より正確には、心神喪失者を罰しないという司法判断の理論的根拠となっているというべきかもしれない。精神病によって、その人の本来の精神生活に決定的・重大な変化が生じてしまい、そこに犯罪が生じているのであれば、もはやその人の人格を非難することができない（非難可能性が否定される）。そう考えてみると、責任能力喪失に相当する精神障害は、「疾患的である精神障害（いわゆる精神病）」に限られ、しかもそれが生活発展の意味連続性に深刻な影響を与える（質的な変化を来す）ものに限ると考えるのがよいだろう。それとわかるような病勢期（シュープ）であれば責任能力があることを実証することは非常に困難で、責任能力喪失とみる。その一方で、精神病であるからといって、直ちに責任能力を阻却するべきではない。たとえ精神病であったとしても、生活発展の意味連続性の中断を来すほどのものでない場合、あるいは精神病がすでに病勢期になく、その後遺症というべき人格の変化が固定しているような場合には、当該犯罪と人格水準との兼ね合いにより責任能力判定を下すべきだろう。また精神病以外の精神障害については、人格に質的な変化（その人にとっての健常からの変化であり、生来性の偏りではない）が加わっていない以上、責任能力は「ある」ことが原則であり、ただ課すべき責任量についてだけ、ケースによって完全責任か限定責任の違いが生じる。その領域については責任能力ではなく、情状酌量の対象になり得ることは先に述べた。

了解可能性と責任能力

鑑定の着眼点の一つである「犯行動機についての了解可能性」は、自分の価値観からして納得できるという意味に解されやすい。本来ならばそれは精神病理学上の了解概念を指していた（指すべき）はずだが、法曹とのやりとりでは、いつの間にか法曹（今日ではここに裁判員も含まれる）が「納得できるか、できないか」という判断となってしまっていることが少なくない。それが実務上の大きな問題となっていないのは、日本人はさまざまな格差はあったとしても民族的な社会的価値観を概ね共有していた（難なく納得できる了解的関連が多い）からかもしれない。しかし、その日本人の価値観もまた時代を追って多様化の一途をたどっており、比較的狭い価値観・倫理観（どうあるべきかという規範）から「犯行動機の了解可能性」を捉えるようになると、非常に偏った思想や反応を、了解不能ひいては疾病性と捉えてしまうことになるのではないかという危惧がある。

繰り返しになるが、「了解可能」とは、「ある精神的なものが、精神的なものから出てきていることが観察している自分によくわかる」ということである。しかもそれは、ある一定の（あるいはごく単純に自分の）価値観に照らし合わせて、納得できるということではない。それでは自分の価値観に照らし合わせないで「わかる」とは、どういうことなのだろうか。それが生活発展の意味連続性という指標であることは先に述べた。了解可能性が疾病性判断（ひいては責任能力判断）と結びついている以上、その意味を鑑定医だけでなく法曹もあらためて確認し、同じ視点に立つことが非常に重要である。

責任能力判定は、経験科学である精神医学に依拠しているが、その本質は規範学である。最終的な判断は司法によって下されるものだが、鑑定医には、その専門的立場から司法が結論を導くのに必要な材料を呈示するという重要な役割がある。責任能力という視点から必要な情報を取り出す作業を続けていけば、そのケースについての最終的な判定についても、(明言するかどうかは別として、また迷うことはあっても)鑑定医なりの見通しがつく。鑑定書を作成する段階では、その見通しに向けて、提示する情報を取捨選択しているというべきかもしれない。鑑定医の見通しと、司法の最終的判断がかけ離れてしまわないためにも、責任能力判定について、法曹と鑑定医とが共有することのできる原則が必要である。素人の参加する裁判員裁判ではなおのことである。その原則は、一つひとつの精神障害にではなく、前述した四つのグループに適用されるものである。各群の性質・意味を考慮するなら、真正精神病(疾患的である精神障害)については責任能力喪失、限定責任、完全責任の三つを当て、その性質上、責任能力喪失を想定することが難しい疾患的ではない精神障害については、限定責任と完全責任の二つを当てるという差別的解決を推奨したい。それと同時に、疾患的ではない精神障害については、情状面での十分な配慮を行うべきであることを重ねて強調したい。

第11章　司法精神医学2
——詐病、健忘、酩酊犯罪、クレプトマニアについて

精神鑑定に携わっているとしばしば遭遇する問題がある。一般臨床ではあまり論じられない、鑑定ならではという問題である。ここでは詐病、健忘、酩酊犯罪、そしてクレプトマニアの四つを取りあげる。

詐　病

鑑定では常に詐病への注意が必要であることはいうまでもない。鑑定の対象者の心理には、起訴されたくない、あるいは刑罰を免れたい・軽減してほしいという願望が、多かれ少なかれ働いている。簡易診断に回される被疑者の多くは、精神科治療歴がある。「検事が、あなたを診断に回したのはなぜだと思うか」と尋ねてみる。すると、「自分は精神科に通院していた、病名は統合失調症で、犯行と関係があるのかどうかを調べてもらうために鑑定に回されたのだと思う」と、その理由を的確に答える者は少なくない。この簡易診断の結果が、その後の自分の処遇に大きな影響があることを知っている者は、（普通なら入院を拒むはずなのに）「早く治療したい、精神病院に送ってくれないか」とはっきりと口にする。この積極的な治療意欲はし

ばしば見せかけである。そして、こちらが尋ねるまでもなくみずから進んで、自分の病状はこうこうで、犯行当時は薬を飲み忘れていて症状が悪化していたと熱弁を振るう。その語り口からして、彼らの語る症状が誇張されているのではないかと鑑定医は疑うだろう。事前に調べた記録には複数回の入院歴があるのだが、そこには措置入院が含まれている。過去に触法行為があり、精神障害を理由に起訴を免れた実績がある者ではとくに注意が必要となるだろう。

(1) 詐病 (simulation) の定義

ペータースの *Lexikon psychiatrie, psychotherapie, medizinishe psychologie* 第六版(49)によれば、詐病は次のように定義されている。

「病気であるとみなされるように、病気の症状を知っていて意図的に偽装・模倣すること。場合によっては、以前にだけ存在していた健康の故障(たとえば抑うつ性気分変調や不安など)が、現在、存在しているように語られる。DSM-Ⅳでは、それによって実質的な利益が得られるような場合に限って、その概念を使っている。たとえば不当な年金受給、刑免除、拘禁からの解放などである」

詐病そのものは精神障害ではない。ある目的に向けて「嘘をつく」「だます」といった意志の延長線上にある。その意味では、詐病者イコール健常者とは限らない。健常者だけでなく、精神病者もまた詐病を企てることがある。したがって、詐病であることがわかれば、その対象者は即、完全責任となるわけではない。詐病者においては、その詐病成分を取り除いた残りの部分(しかも現在ではなく、犯行当時の精神状態)が責任能力判定の対象となるという認識が重要である。もっとも、非常に巧みな詐病者は、他人の心の動きや周囲をよく観察している。それに応じて何かを言う、周囲の注意をひく行動をとることができるもので、それはそれで相当に高度な精神機能・判断能力を有していることになる。そのような精神機能を持ち合わせていること自体が、精神機能の低下・障害を否定するものであるということもできるかもしれない。

(2) 詐病の構成要素

詐病は、観察者であるわれわれに、どのように気づかれるのであろうか。われわれが観察するのはあくまで詐病者の全体像である。その全体像がどのような概観となっているのかを、三つの構成要素・側面に分けて考えてみたい。後述する「詐病を証明すること」は、これらの要素が確認できるかどうかを判断のポイントにしている。

第一は「精神障害であるかのような陳述もしくは外観があるが、その一部ないしは全体が本当ではないこと」である。その全体像はまず、われわれに精神障害があるという印象を強く抱かせるものでなくてはならない。たとえば幻覚・妄想、あるいは解離・別人格などがあるという具体的な自己申告や演出、重度認知症であるかのような応答や態度などが、われわれに気づかせるように、少なくともわれわれがそこに注意を向けざるを得ないように呈示される。それが、前段の「精神障害であるかのような陳述もしくは外観」である。しかも、それがわれわれに詐病であるという印象を与えるのは、臨床上経験する病像と矛盾する所見があることが多いからである。しかし、精神病をかつて実際に経験したことのある者の詐病では、そのような矛盾が見つからない場合もある。かつて実際に体験したことのある病的体験を、その体験が生じていない犯行時あるいはその前後に存在していたかのように訴えるのである。この場合、横断面の状態像を見る限り、真正精神病と鑑別ができないことが十分にあり得る。とくに覚せい剤を代表とする薬物乱用者でかつて幻覚妄想状態を経験したことのある者では、自分がかつて体験した何が精神病症状なのかを理解している（病識がある）。そのような批判的視点を有しているのが統合失調症との違いでもある。そのような場合、実際には犯行時になかった病的体験が、犯行当時を振り返る際に全体像に付け加わる（修飾される）ことがある。詐病するという強い動機はなくとも、単純に刑罰を逃れたいという保身の心理が働くことで、犯行当時に病的体験があったかのように記憶内容が改変されることは稀ではない。

第二は「偽装・模倣への意志が働いていること」である。一点目と重なる部分もあるが、精神病であることの自己申告・誘導、不利益事実を語らない構え、事実でない陳述、誇張された表現の使用（異常性の強調）、常軌を逸していると印象づける演出、状況に応じた変化・使い分け（詐病を維持すること・演じることへの疲労がある、詐病への意図が働いていない時が必ずある、生活像全体をみた際の整合性の欠如）などがみられるだろう。

第三は「病気とみなされることで実質的な利益があることが、観察者にわかること」である。実質的な利益があると推測できれば十分で、本人の口から語られる必要はもちろんない。むしろ、本人が先回りをして、尋ねられてもいないのに、「自分は病気だということで罪や罰を逃れようとしているわけではない」などと、自分の陳述にはそのような意図がないことを強調することが多い。そのような自己申告は、実質的な利益があることを対象者が理解していることを示している。

(3) 詐病を証明することの難しさ

ここで定義した詐病概念もまた理念型である。実際にその概念を使う場合、本質的には、当該例について「詐病であるか、でないか」ではなく、「そこで定義された詐病概念にどれだけ似ているか」しかいえない。しかし実務上は、鑑定人は「詐病である」あるいは「詐病ではない」と結論を下すことを求められる。両者の間には明確な線が引かれているように錯覚するのだが、本質的には「どれだけ似ているか」なのである。

表 11-1　詐病の可能性を示唆する徴候

・起訴回避あるいは刑罰回避の強い願望・動機の存在
・詐病されている精神障害とは合致しない所見（余分な症状の存在、必要不可欠な症状の欠如）
・演技性、誇張、わざとらしさの印象
・逮捕直後には観察されていない、あるいは語られていない、拘留下で始まる精神病症状
・病的体験に支配されていると訴えている時期に、状況に応じて整然と行動している（合目的的行動をとっている）ことを証明する客観的事実がある
・鑑定人の目前など、症状の発現に明らかな状況依存性がある

当該症例について上記の構成要素・側面を物差しのように当てて吟味し、所見を丁寧に抽出し、対象者の陳述の特徴をクローズアップする。三つの側面がすべて、誰もが納得するような形で提示できれば、「詐病である」という判断を下すだろう。「詐病である」と断定できないが、いくつかの側面から詐病を疑わせる場合には、「詐病の可能性が高い」あるいは「可能性を払拭できない」と表現してもよいだろう。詐病は精神障害ではなく、対象者の意志・意図である限り、最終的な判断は法曹に委ねられる。

詐病者の陳述は、そのすべてが偽装であるとは限らない。事実と虚偽が巧みに織り交ぜられている。また、陳述の一貫性、自然さ、人物が「誠実である」という印象は、いずれも詐病を否定する決定的な根拠とはなり得ないことに注意したい。巧みな詐病者は、これらをすべて兼ね備えているものである。

(4) 詐病の二つの様式

詐病には二つの様式がある。現在、精神障害を詐病しているものと、ある時点（犯行時）に精神障害があった（が、今は改善している）ことを申し立てているものの二つである。前者は目前の対象者を繰り返し観察することで、詐病そのものを間近に観察することができ、繰り返し吟味することが可能である。一方、後者は、診察時には訴えられている精神障害は存在していないので、その陳述の仕方や内容面での変遷を吟味することになる。表11－1に詐病の可能性を示唆する徴候を

表 11-2　詐病者の陳述内容と語り方の具体的特徴

・病的体験の存在をみずから進んで申し立てる
・供述内容の変遷に特徴的なパターンがある：逮捕直後には犯行を認めるが、やがて健忘を訴え、さらに病的体験支配へと変遷する
・「後で思い出してきた」（追想）という形で語られる精神病体験
・これから話すことが真実であると見せかけようとする
・正常心理の枠内で了解可能な犯行の準備状態・契機・実行状況が、すべて完全に対応する精神病の体験（例「声に命令されてやった」という幻聴の訴え）に置換されている
・了解可能な動機や態様を積極的に否定する
・病的体験を誇張する、症状を大げさに報告する表現がある
・犯行に影響を与えたと申し立てられている精神病体験だけが、逮捕・勾留下で時間が経過するにつれてより鮮明となる（時間による記憶内容の減衰が生じない）
・自分の語るストーリーに都合のよい情報だけを選択している
・本人が不利益と感ずる事実を語ろうとしない、否認する、または言いつくろう

挙げる。われわれ観察者が、もしかしたら詐病ではないかと疑いをもつ契機となる所見といってもよい。「詐病である」と判断される事例には、これらが一つだけでなく、いくつも当てはまるだろう。

対象者に詐病の意図が芽生えた時点から、供述・陳述の仕方や内容が変化する（表11－2）。鑑定医がそれを回顧的に観察すると、供述態度や供述内容の変遷という形で、上記の三つの側面が明らかになってくる。

詐病の証明には、逮捕直後と起訴前の聴取、公判での証言を丁寧に吟味することが何よりも大切である。その作業を通じて、詐病者に典型的な供述変遷を見つけることができるだろう。

健　忘

鑑定でしばしば遭遇するのが、犯行に関連する健忘である。認知症のように、持続性の記銘力障害（前向性健忘）が明らかであれば悩むことはないのだが、決まって問題になるのは、犯行当時の、とくに犯行に関連する出来事だけが想起できない場合である。もちろんここには健忘を装うこと、すなわち前述の詐病も含まれるが、それを除いても犯行についての健忘には、いくつかの種類がある。

鑑定で問題となるのは意識障害との関連だろう。犯行当時に実際に意識障害にあったもの（同時性健忘）、犯行時に意識障害はなかったがその後何らかの原因で意識障害に陥りそれから回復し逆向性健忘を来しているもの、これらは疾患による健忘である。前者の代表例はアルコールによる病的酩酊である。犯行当時の想起は全健忘であるので、失見当識があったかどうか（意識障害があったかどうかのメルクマール）は、目撃証言あるいはそれに相当するような客観的な事実によって示されなければならない。後者は、犯行後逃走中に転落し頭部外傷を負った例、犯行後すぐに入院治療となり電気けいれん療法を施行された例などが思い浮かぶ。いずれも犯行時の記憶が完全に失われてしまうことがあり、その健忘は真性のものである。意識障害があったのかどうかは、犯行当時にどのような行動をとったのか、何を言ったのかなど、目撃証言や客観的事実から判断するしかない。意識障害からの回復後の陳述や観察記録もまた、真の健忘かどうかの鑑別に役立つ。留置場で転倒し頭を強く打ち意識を失い、病院に運ばれたケースが、ついうっかり自発的に自分の犯した事件について語っていたとする。もしそうなら、法廷で主張される犯行当時の健忘は、意識障害を裏づけるような全健忘ではないだろう。

鑑定時に観察される健忘で頻繁に遭遇するのは、心因性健忘である。それは犯行について、しかも自分の責任に関連する重要事項だけが想起不能となる選択性健忘の形をとることが多い。犯行当時の状況についても、みずからの責任に関係のない出来事は想起することができるので、健忘部分との対比はより鮮明になる。その際立った対比は、感情の影響、つまり保身の心理から生ずるものが多い。逮捕直後の調べでは、（正直に）事件について多くを語り、その時点では健忘は目立たない。その後の逮捕勾留下で供述は変化し始める。留置場での寝泊まりと行動制限が続き、取り調べが繰り返され、否応なく事件についての反省を促される。

犯行を犯したことへの後悔が芽生え、刑罰への不安が募り、保身の心理は否応なく増大する。起訴され公判が始まる頃には「事件についてはよく覚えていない、思い出せない」と言うようになる。起訴後の本鑑定で犯行について健忘がある場合は、逮捕直後から健忘を訴えていたのか、供述内容に変化がないのか、調書をつぶさに検討しなければならない。鑑定人はみずからが直接観察した鑑定時の問診を重視するあまりに、供述に変遷があることを見逃していることがある。「自分の目の前で話したことを信じたい」という気持ちはわかるが、記憶作業に与える情動機制の影響（記憶材料が感情の影響を受けて想起に際して取捨選択されること）は無視できない[38]。

健忘が詐病のこともある。その場合も、たいていは供述に変遷があるわけで、健忘が犯行後に生じていることを明らかにすれば、それが詐病なのか心因性健忘なのかの鑑別は重要ではない。両者の鑑別は厳密に考えると難しく、どちらも刑罰への不安を出所にしているので、はっきりと境界線を引くことはできない。重要なのは犯行後に生じた健忘であることである。それを指摘することで、犯行時の責任能力判定と切り離すことができる。

酩酊犯罪——酩酊状態の鑑別

司法精神医学上は酩酊状態を病的酩酊、複雑酩酊、単純酩酊の三種類に分ける。いずれも医学的には急性アルコール中毒なのだが、鑑定ではその酩酊がどのような種類のものであるのかが問われる。それは慣例として、病的酩酊は心神喪失、複雑酩酊は心神耗弱、そして単純酩酊は完全責任となるからで、このうち最も重要な鑑別は病的酩酊であるか否かである。

病的酩酊の特徴は、著しい健忘、酩酊による身体麻痺症状がないこと、状況に対する認識（見当識）の欠如によって特徴づけられる。幻覚や妄想を伴うこともあり、犯行は了解的関連では理解することができない。飲酒量は必ずしも多くなく、アルコールに対する特異的な体質とも理解されている。病的酩酊は質的に異常な酩酊で疾病性が高いものだが、複雑酩酊と単純酩酊の違いは量的な違いと認識されている。両者の境界は必ずしも明確ではない。複雑酩酊は激しい興奮や攻撃、人格異質性が単純酩酊との違いとして挙げられる。複雑酩酊では暴力的な事件に発展しやすいといわれるが、正確には酩酊下での激しい暴力を伴う事件で、複雑酩酊の診断が下されやすいということである。人格異質性とは、非酩酊時の人格傾向と異質であることを意味するものだが、その判断は簡単ではない。なぜなら人格そのものが数少ない特徴で表現できるほど単純ではなく、本質的に異質な要素で構成されているからである。極悪非道の大悪人が、ある時心からの優しさを示すことがあっても不思議ではない。社会的に成功した人、品行方正と目されている人物の性的逸脱のエピソードが暴露されることは、メディアを通じて身近なことである。人は体験や置かれた状況によって、人格のさまざまな側面が現れるといってもよかろう。ある側面は、単に他の人に知られていないだけのこともよくある。

単純酩酊では脱抑制的になるので、素面では生じることのない逸脱が生じやすい。これもまた、周囲には人柄の変化として映るだろう。酩酊状態において（たとえば性的な）抑制がさまざまな程度で外れやすくなるのは、ごく一般的なことである。このような脱抑制が人格異質性なのかどうかの判断は悩ましい。そのように考えてみると、単純酩酊と複雑酩酊の違いは、超個性的な激しい興奮や攻撃性にあるといえるかもしれないが、それもまた境界線を引くことが難しい。こうした事情で、東京地検の診断室では単純酩酊の範囲を広く取り、複雑酩酊と診断することは非常に稀である。

クレプトマニア

近年、「クレプトマニア（窃盗症、病的窃盗）」の診断が、刑事責任能力の有無をめぐってしばしば法廷で議論される。クレプトマニアに限らず多くの精神障害の類型が理念型であることは、本書のいたるところで指摘している。ここでも理念型であるという認識が重要になってくる。クレプトマニアの診断は、診断基準に記されているいくつかの特徴を満たすものをそう呼ぼうという約束事でしかない。診断といっても、その診断に共通する身体的基盤が見つかっているわけではない。「クレプトマニア」と診断される者は実在するが、それはクレプトマニアという疾患が実在するということではない。

クレプトマニアだけでなく放火癖なども含む一連の衝動制御障害については、司法精神医学上は真正精神病ではなく、「その他の重い精神的偏倚」として扱われる。クレプトマニアに代表される衝動制御障害や反社会性パーソナリティ障害のように、犯罪行為そのものを特徴として定義された精神障害については、そういった特徴をもつ人をそれぞれの病名で呼んでいるだけで、それらは精神病（疾患である精神障害）であるわけではない。したがって、しばしば鑑定書に記載を求められる「犯罪行為に影響を与えた精神障害の有無・その程度」という議論は、この種のグループについては循環論に陥ってしまうことに注意しなければならない。

そのような趣旨から、歴史的にはこの群の精神障害は責任能力判定の疑義からは退けられ、完全責任とするのが慣例であった。この点はDSM－5[3]でも注意喚起がなされており、「司法場面でのDSM－5使用に関する注意書き」には、「その人の行動制御能力の低下が診断の特徴である場合ですら、診断を有すること自体が、特定の個人が特定の時点において自己の行動を制御できない（あるいはできなかった）ということを示しているわけではない」とある。

第12章　よき臨床医になるための精神医学の学び方

精神科医になって三〇年以上が経つ。若い人を指導する立場になり、「どんなふうに勉強したらいいのか」と尋ねられることもある。こういう言い方をすると嫌われることはわかっているのだが、自分の駆け出しの頃と現代の若者とで、「精神医学の学び方」はだいぶ違う（どちらが優れているとはいわない）。精神医学に限らず学問全般にいえることだが、学びの重要なソースが、かつての紙の書籍から、今やネット空間にある情報になっている。個々の文献の価値は、エビデンスレベルによってランクづけされている。何年間もの経過を丁寧に観察した一つの症例報告よりも、たくさんの症例を集め統計学的解析を加えた研究報告により価値が置かれる。さらには苦労してやり遂げた一つの研究報告よりも、自分自身は研究に直接的にはかかわらず、多くの研究報告を統計学的に解析したメタアナリシスのほうが高い価値を有している（らしい）。そして当たり前のようだが、最新のもの、最先端の情報は強い関心を呼ぶ。これからはＡＩ（人工知能）の時代だという。

これらは三〇年前にはなかった観点である。しかし、もてはやされる新しい情報や考え方が人類にとって本当に価値があるのかどうかは、時間をおいてみなければわからない。自然科学の領域ではかなりの程度それを肯定することができても、社会科学と自然科学の両方に軸足を置く精神医学において、最先端の脳科学や遺伝子研究が患者の治療や社会にすんなり役立つとは限らない。その一方で、伝統的精神医学の思想は、クレペリンやヤスパースをその出発点とするなら、すでに一〇〇年以上の歴史がある。その思想は、統計学的研究の賜物ではない。統計学以前の知の結晶といってもよい。それは一〇〇年の時の検証を受け、現代においても役立つものとして受け継がれている。これこそが真の有用性だと主張したくなる。

この機会に、これまでの自分の経験から、「精神医学の学び方」について少しばかり参考になることを若い後輩精神科医に伝えられたらと思う。以下は、かれこれ一〇年以上前に論文としてまとめたものを下敷きにしている。インターネットやＥＢＭの有用性・必要性を認めたとしても、自分自身は三〇年以上、このように学んできて間違っていたと後悔したことがない。とくに目の前にいる患者の治療を考え続けた臨床医として、間違ってはいなかったと確信している。ここでいう「精神医学の学び方」は、研究者になるためのものではなくて、素朴によき臨床医になるためのそれと考えていただきたい。

古典・歴史から学ぶ

最初に勧めたいのは、自分の関心領域については、あえて古典・歴史から学ぶことである。もちろん、誰もがそうすることができればいいと思っているはずだが、精神医学に限らず、情報が溢れかえる現代において、古典からゆっくりと勉強する時間などあるものか、それよりも最先端の情報をしっかりと押さえたいという反論もあるに違いない。ところが、一〇年前に注目を集めた「最新情報」が今日同じ価値をもっているかといえばそんなことはない。時とともに色褪せ、やがて顧みられなくなった「最先端」はいくらでもある。その一方で、時の風雪に耐え、繰り返しその価値が確認され、消えることなく現在まで残り続けているものがある。真の価値や有用性はそのような形でしか証明できない。

クレペリンの『教科書』第八版を読んで驚かされるのは、その精神症状の精緻な記述である。彼の記述はたしかに冷徹な観察者のそれであるが、それにしてもよく観察している。その活き活きとした症例の描写を見るにつけ感心させられるし、とても彼のようには記述できないとも思う。クレペリンだけが優れていたわけではなく、二〇世紀前半の論文の多くは精緻な症候学の構築に多大なエネルギーが注ぎ込まれている。画像診断などの検査のない時代であるからこそ、手がかりとなるのは、現病歴と家族歴、そして臨床所見——患者の語る体験、表出、神経症状をはじめとする身体所見——だけである。これらは、今日の臨床においても、診断や治療を考えるうえでの思考過程の主要な部分を占めている。臨床症状を丁寧に観察して記述する能力、それをもとに数ある類型の中から最適なものを見つけ出す能力は、二〇世紀前半の精神科医のほうがはるかに優れていた。現代のわれわれには、精神症状を客観的に評価するためのいくつもの臨床評価尺度があるではないかという反論が聞こえてきそうだが、ここで問題にしているのは尺度を有効利用するために欠くことのできない、臨床症状を読み取る能力(臨床眼)そのもののことである。先達の素晴らしい描写に触れることで、みずからの臨床眼が養われる。自閉、妄想知覚、妄想着想、了解、病的過程、疏通性、両価性、支配観念、一級症状など、使い慣れた用語も、オリジナルに遡って術語の意味を再確認してみると予想外の収穫がある。

筆者が駆け出しの研修医だった頃と決定的に異なるのは、操作的診断基準の浸透である。ICDやDSMを教科書のように使っている若い精神科医もいるかもしれない。たしかにパーソナリティ障害の分類・類型化は参考になるし、DSM診断の真骨頂の一つであった(過去形で述べるのは、DSM-5では廃止されてしまったからである)。多軸診断という作業も、患者を個別的に診ていこうとする試みとして評価できる。しかしこれらを本当に有効利用するためには、まず今日の精神科診断学がなぜ操作的診断を採用する必要があったのか、その理由を知ることが大切であろう（これは本書でも論じた）。DSMを勉強するなら、本文となる具体的分類の前に置かれている序文を熟読してみよう。そこにはこの分類の長所と短所、歴史、使用法、これからの展望が述べられている。これらを理解したうえで使いたい。しかし、それでもこれを精神科臨床に必要な知識のスタートラインとすることには賛成できない。患者を手際よく分類することには長けているかもしれないが、疾患の背景にあるもの、たとえば統合失調症の基本障害は何だろうかとか、対話形式の幻聴はどのように発展してくるのだろうかとか、さまざまな精神症状の構造・成立過程・関係性に思いを馳せることはできない。時間軸の要素はせいぜい症状の持続期間のみで、長い経過の中で症状がどう変化するのかという視点もない。

お勧めしたいのは、進化論・構造論的視点である。ジャクソン学説（Jacksonism）やアンリ・エーの器質力動論（organo-dynamism）がよく知られているが、クレペリンの晩年の考え方もそうであったし、フーバーの統合失調症の純粋欠陥も同じような視点を含んでいる。臨床精神医学の巨匠たちが到達した精神医学の疾病観には、多かれ少なかれ進化論・構造論的視点が含まれている。精神症状をすべて疾患が直接産み出したものとは考えずに、疾患の直接的な結果は一種の欠損、機能の脱落（陰性症状）だけであり、そこからより低次の機能が解放されると考える。それがいわゆる陽性症状を形成するわけだが、精神の構造は変化を被りながらも進化を続ける。ここでは、精神機能を要素に分解するのではなくて総体的に捉えようとする。そして症状を病的なもの、異質なもの、治療対象として取り除くべきものとして捉えるのではなく、疾患の侵襲と自然治癒過程のアマルガムとしてみようとする。これは豊かな発想の源となる視点である。そして症状の中に患者の適応の可能性や努力を見出そうとすることが、治療的な姿勢を養うことになるだろう。

歴史は繰り返される——精神医学の病因論の歴史は生物学的視点と心理・社会的視点を両極とする大きな振り子の軌道にたとえられる。クレペリンの時代は精神障害の原因を脳病理に求めようとする顕微鏡的な生物学的精神医学が主流であったが、その後は精神分析の隆盛や反精神医学に代表されるように心理・社会的精神医学が主流となる。今日、再び振り子は生物学的精神医学に大きく傾いているが、クレペリンの時代と違うのは、関心の対象が顕微鏡的な脳病理から、画像診断、トランスミッター、遺伝子へと変わったことであろうか。筆者は、この時流もいつか再び、全面的にとはいわないまでも、多少の揺れ戻しがあるのではないかと思っている。精神症候学（症候学的精神病理学）は、この振り子の軌道とは少し外れたところに位置している。精神医学を神経学でもなく心理・社会学でもなく、まさに精神医学たらしめている固有の部分、核を形成しているのは精神症候学である。だからこそ、今日まで残り続けている古典的な精神症候学に普遍的な価値を見出すのである。

古典を勉強するうえで避けて通れないのが語学の壁である。ここで古典と呼んでいるものの多くは、ドイツ語かフランス語で書かれたものが多い。「ぜひオリジナルで」といいたいところだが、筆者自身フランス語はまったく読めないし、ドイツ語の力もフレッシュマン時代がピークで、使わないからどんどん衰えてしまった。今や原語で読むファイトがなかなかわかない。ただ幸いなことに、筆者が読んでみたいと思う論文は全文の邦訳があるものや、要旨をまとめてあるものが多い。関心のある分野の優れた総説を読むところから始めるとよい。どのような文献が重要なのかは、比較的新しい文献をいくつか読むと必ずといっていいほど引用されている古典があるはずで、そういうものをじっくりと読んでみる。ヨーロッパ精神医学の古典へのアプローチが困難なのは英米でも事情は同じで、オリジナルの英訳が出ているものもある。オリジナルではないが、英語ならずっと読みやすくなる。歴史的論文は思い切って全訳に挑戦してみたい。これは本当に身につくものである。

症例から学ぶ

症例から学ぶ——これは至極当たり前のことなので、あえて取りあげる必要はないかもしれない。しかし、やみくもにたくさんの症例を経験するだけでは、臨床家としての成長は期待できない。一つの症例から学べることは、それを学び取ろうとする人の熱意と能力によってだいぶ違う。ごく浅い表面的な理解にとどまることもあれば、深い洞察にいたることもある。症例に向き合う構えによって、その人の成長のスピードも大きく変わってくる。ポイントは知識と臨床経験が出会うことにある。換言すれば、「わかる」体験が必要なのである。「なるほど、そうだったのか」と「わかる」体験こそが成長を促す。だから、臨床経験だけでなく、知識も欠くことができない。知識を補うものは経験であり、経験を豊かにするものは知識である。両者は相互補完的な関係にある。筆者自身がこれを痛感したのはフレッシュマン時代で、統合失調症の慢性期の患者を前にして、フーバー[19]の純粋欠陥論を知り、純粋欠陥、産出性精神病症状、構造変化の三つの軸で診ることを知ってたいへん役に立った。一人ひとりの患者のどこがどう違うのか、あるいはどこが共通しているのか、なかなか整理できなかったものがすっきりしたという思い出がある。

たった一つの症例との出会いが大きな収穫となることもある。もちろん、多くの症例を集めて統計学的な処理を施して導き出される結論も大切だが、一つの症例を丹念に観察することで得られるものもまた大きい。ずいぶん昔のことになるが、当時筆者は認知症の専門病棟を担当しており、そこに原因不明の認知症として紹介されてきた七〇代の女性が入院した。自傷行為と転倒を繰り返し体中が青アザだらけで、緊張病性昏迷と興奮を繰り返していた。高齢発症の緊張病症候群をみるのは、これが初めてのことだった。前医も診断に苦慮したのだろう、苦し紛れの「原因不明の認知症」という診断であった。しかしこれまでみてきたアルツハイマー型認知症や脳血管性認知症あるいはピック病とは、臨床像も経過もどこか違う（まだレビー小体型認知症がそれほど知られていなかった時代のことである）。「本当に認知症なのだろうか」という疑問が拭い去れず、「もしかしたら自分の知らない昔の概念で、この症例に近いものがあるのではないだろうか」という思いから、ベテラン医師の意見を聞くことにした。その中の一人はクレペリン病（Kraepelin disease）に言及し、また別の医師は、診断はわからないが電気けいれん療法（ＥＣＴ）が有効だろうとコメントした。そして当時の筆者のメンターが、一九一〇年に書かれたゾマーの古い論文(57)を勧めてくれた。苦労して読んでみると、そこには自分の担当患者とよく似た病像と経過が記されていたのである。それが遅発緊張病との出会いである。その概念を知るにつけ、器質性認知症ではなく治療可能な内因性精神病と捉えるべきと考えを改め、その患者にＥＣＴを施行した。これは著効したのだが、筆者自身相当な迷いがあって、大先輩の指摘からＥＣＴを施行する決意にたどり着くまで一年以上かかってしまった。「わかる」体験が大切だと述べたが、簡単に「わかってしまう」のではなく、「なぜそう考えるのか」と疑問を抱くことも同じくらいに大切であることを痛感した症例である。この症例を「原因不明の認知症」として簡単に納得してしまっていたら、遅発緊張病という概念を再発見することもなかっただろう(27)。

この症例との出会いは特別なものではあったが、ここにはいくつもの偶然が重なっていた。すでに老年期認知症を数多く経験していたこと（だからどこか違うと気にかかっていた）、認知症に限定せず広く老年精神医学全体に関心を向けていたこと、たまたま筆者のメンターが中高年の幻覚妄想状態をテーマに研究を続けており、それを筆者が引き継ぐ形になっていたこと、博識の大先輩に恵まれていたことなど、いろいろな条件が複雑に絡んでいたように思う。知識と経験が蓄積されると、症例の捉え方もおのずと変化し、洞察力は深みを増す。

「簡単にわかってしまわないこと」と同じような意味にもなるが、素朴な疑問こそが精神医学の基本的問題として重要であったりする。筆者の研修医時代、老年期うつ病の病像の特徴を覚えさせられた。それは「制止よりも不安・焦燥が強く、妄想を抱きやすい、病相は繰り返すこともあるが一回きりのことが多い、慢性化しやすく予後不良例がある」というものであった。よくよく考えてみると、「うつ病」といいながら、およそ「うつ病」らしからぬ特徴ばかりが備わっている。当時はこれを不思議だなと思いつつ鵜呑みにしていたものだが、のちの「退行期メランコリー」論文[31]はそのような素朴な疑問が出発点となっている。

先輩医師の診察から学ぶ——物真似精神医学の勧め

精神科臨床とくにその問診技術や精神療法については、アート、伝統芸に近いものがある。本を読むだけでは伝わりきらない、まさに実際に観察しないと理解できない部分がある。先輩医師の素晴らしい問診や何気ない患者との対話に、幾度となく心が動かされた思い出がある。「こんなふうに話すといいのか」「自分もこうなりたい」という素朴な感動である。こういう体験は宝物として大切にしたい。

そんなわけで、筆者は物真似を積極的に勧めている。自分のスタイル、個性的なやり方にこだわるあまり、「これが私のやり方だから、あなたが気に入らなかったら来なくてもいいよ」とまで患者に言ってしまう医師がいる。これではなかなか成長しない（たぶんそういう人はお構いなしだろうが）。それよりは、「自分はいつも未完成、成長の途上にある」と考えたい。その姿勢で、大ベテランの問診に陪席させてもらうと大いに勉強になる。筆者自身の問診技術の拠り所は、正直いってまったくの物真似精神医学である。ただ、最初のうちは意識的に物真似をしていたつもりが、いつの間にかそれが板に付いたのが今の自分の姿であり、それが個性となっているともいえる。それでも、家族へのこういう話し方はあの小児精神医学の先生、ここの問い詰め方はあの九〇歳を超えた大先輩の物真似、声の調子・語り口・身振りは研修医時代からの恩師のそれという具合に、自分の中ではどこにオリジンがあるのかがよくわかっている。こういうことに思いを馳せると、素晴らしい先輩医師にめぐり会えた自分はつくづく恵まれていたと思うし、自分もまた後輩医師にとってそういう存在でありたいと思う。精神科の対話や問診技術は間違いなく伝統芸のように直接体験することによって伝承されていく類のものであろう。

精神的所見と身体的所見・検査データの関係性

精神科における「主観的所見」と「客観的所見」とは何だろうか。前者は患者の陳述であり、後者はその表出や検査所見であると答えれば、間違いではないものの、よく考えるとそう簡単には割り切れない。患者の陳述として語られたもののすべてを取りあげることができるとすれば、誰が聞いても同じであるから、普遍性があり、ある種の客観性をもつことになる。しかし、実際には陳述すべてを取り出すことはできない。陳述を要約し、さらに症候学の用語に移し替える作業に入ると、たちまち客観性は怪しくなる。他方、患者の表出徴候は、本質的には観察者である私たちが抱く患者の印象であるから、観察者の主観がどうしても入り込んでしまう。「ごく軽度の感情鈍麻がある」「わずかな人格水準の低下がある」といった所見には、必ず「自分はそうは思わない」という反対意見が飛び出す。普遍性は失われ、もはや文字通りの客観的所見と呼ぶことはできない。つまり、脳の形態学的・生理学的・生化学的異常は科学的なデータとして純粋に客観化できるが、心・精神の異常は評価尺度を使ったところで、前者と同じ重みづけをもった客観性には遠く及ばない。

精神症状と画像診断所見の関係についてとくに注意すべき点は、煎じ詰めると脳と心の関係ということになろう。脳で起きている出来事（伝達物質の動きや脳器質病変、脳波異常）と心に起きている出来事（精神症状）は違う次元のものであるという認識である。われわれは一人の患者について、さまざまな情報を集めることができる。その豊かさは一昔前の比ではないが、その多くは検査技術の発展によってもたらされた、脳で起きている出来事に関するものである。精神症状の捉え方やそこで得られる所見については、一〇〇年前と何ら変わっていない。昨今の精神科医にみられる患者の精神症状を読み取る能力の低下は、皮肉なことに、検査技術の革新によってもたらされた情報過多という状況と、それを整理するうえでの精神科医の認識不足が関係しているといわざるを得ない。たとえば、老年期の抑うつ状態が遷延化しているとしよう、そして脳MRIを施行したところ微小脳梗塞が多発していることが見つかったとする。すると多くの精神科医が、抑うつ状態の遷延化の理由としてこの多発性微小脳梗塞を挙げるのではないだろうか。しかし、それは本当に正しいといえるのか。ある幻覚妄想状態の患者に甲状腺機能亢進症が見つかったとする。その幻覚妄想状態の原因は甲状腺機能亢進症であると考える、これは正しいか。たしかに原因かもしれないが、それだけではその患者がなぜ躁状態でもうつ状態でも不安状態でもなく、その幻覚妄想状態を呈したのかはわからない。精神症状と身体的所見・検査所見との関係については、単純な因果関係では解釈できないところが必ず残る。これらは、精神的現症として症候学的にはこのような所見がある、そして身体的所見・検査所見としてはこのような異常が見つかった、とするところでひとまず立ち止まる。そして次のステップとして、両者にどこまで因果関係があるのかを改めて考察する、その二ステップでアセスメントしなければならない。とくに画像診断で得られる所見は、医師の判断（精神的現症でピックアップされる所見の選択）に強力な影響力をもっているので、精神症状との因果関係の解釈には十分に用心すべきである。

研究テーマの選び方

「どんな研究テーマを選んだらよいのか」という質問を受けることがある。筆者自身は正直にいうと研究は苦手である。基礎研究についてはまったくの門外漢であるし、多数の症例を集めて統計処理をして結論を導く方法もなかなか馴染めない。せいぜいコメントできるのは精神病理学的な臨床研究ぐらいであろうか。だからそういう質問を受けると、（はぐらかすわけではないのだが）臨床医としての成長を望むなら、日常の臨床の間口はできるだけ広くし、こだわりなく大勢の患者を診察したほうがよいと答えてしまう。臨床医としての成長というだけでなく、特定分野の臨床研究をするにしても、どのような知識や経験がどこで活かされるかわからないからである。そして最も自然な研究テーマの選び方は、やはり日々の臨床を通じて感じた興味・関心や疑問であろう。これに勝るものはない。研究テーマは、成果を急いであまり狭く限定するのではなくて、大きな問題設定があったほうがよい。その問題設定から導き出されるいくつかのテーマを考えてみる。このやり方だと、一つのテーマが解決されると、おのずと次のステップがみえてくる。

ただ実際にテーマを選ぶとなると、少し工夫が必要である。たとえば統合失調症に関する精神病理学的な研究をしたいとする。その場合、もちろん統合失調症そのものを対象とする考え方があるが、統合失調症全般では広すぎるかもしれない。あえてその周辺領域にある関連病態で、その疾病範囲が比較的限定されているもの（初期統合失調症、思春期妄想症、非定型精神病、パラノイアなど）を扱うというアプローチもある。さらに、ライフステージを限定するという工夫もある。老年期の抑うつ状態をテーマにしたいのなら、とりあえず抑うつ状態以外のものでも老年期の症例をすべて診察するようにしてみる。生物学的・心理社会的背景がある程度共通するので比較しやすいし、意外な収穫があるかもしれない。

推薦する書物

最後にいくつかの推薦図書を挙げておく。古書を含めて、現在でも手に入るものをピックアップした。

エーミール・クレペリン（西丸四方、西丸甫夫訳）『精神分裂病（精神医学1）』（みすず書房）
クルト・シュナイダー（平井静也、鹿子木敏範訳）『臨床精神病理学』（文光堂）
E・クレッチマー（西丸四方、高橋義夫訳）『医学的心理学』（みすず書房）
クラウス・コンラート（山口直彦訳）『分裂病のはじまり―妄想のゲシュタルト分析の試み』（岩崎学術出版社）
濱田秀伯『精神症候学』（弘文堂）
松本雅彦『精神病理学とは何だろうか』（星和書店）
内村祐之『精神医学の基本問題―精神病と神経症の構造論の展望』（創造出版）
室伏君士編『老年期精神障害の臨床』（金剛出版）
西丸四方『精神医学入門』（南山堂）
加藤正明、笠原嘉、小此木啓吾他編『新版 精神医学事典』（弘文堂）

この他にも、精神医学の古典的文献や名著を紹介する本もあり、参考になるだろう。

おわりに

私は臨床・教育一筋の人間である。二〇一六年一月、思いがけず聖マリアンナ医科大学神経精神科学教室を任されることになった。俗っぽい話で恐縮だが、私の専門領域である精神病理学という学問は、精神医学の本道であるにもかかわらず、教授選でものをいうインパクトファクターとはおよそ無縁である。五〇年前なら精神医学の教授の大半は精神病理学の専門家であった。それは精神病理学が抜きん出ていたからではない。脳についてはわからないことだらけで、脳から心をみるという技術がごく限られていたからにすぎない。だが、およそ一九七〇年代に入り、画像診断や遺伝子研究といった検査技術の著しい進歩が、「生物学的精神医学」という不思議な言葉を生み出した。心を脳からみようとすること、精神医学の身体医学化の始まりである。生物学的精神医学の台頭とエビデンス至上主義がパラダイムチェンジを引き起こし、精神医学のメインストリームも大きくその流れを変えた。ドイツやフランスを中心に展開していた精神病理学を核とする精神医学も、他の分野同様に米国にその座を譲ることになったのである。そのような時の流れはわが国にも押し寄せ、精神医学の大学講座もいつの間にか大きな変貌を遂げたように思う。学術的評価はインパクトファクターや科学研究費といったわかりやすい指標で、まさに実証主義的に判定されている。生物学的精神医学の研究者や統計学を駆使する臨床薬理学の研究者が評価される一方で、実証主義的な物差しでは一向に評価されない精神病理学者は大学講座から少しずつその姿を消していった。

そのような状況の今日、精神病理学の専門家が精神医学講座の主任教授に就くことは非常に難しくなっているといわざるを得ない。私の場合のような「特殊な状況」でなければ、そのような機会は与えられないだろう。そうあってほしくはないのだが、日本の精神医学の歴史の中で、精神病理学の専門家が新たに教授に就任するのは自分が最後かもしれない。一つの時代の終わりが近づきつつある、その「終わりの始まり」に居合わせているのかもしれない。しかしその一方で、今やグローバルスタンダード化したＤＳＭ分類の出発点となった、一九七〇〜八〇年代のセントルイス学派のことも思い起こされるのである。同学派は、当時の米国精神医学の中では少数派の精神症候学に精通したグループが核になり、実証主義に根ざした精神医学の「革命」に深くかかわっていた。まさに危機に瀕していた米国精神医学の救世主となったのである。皮肉なことに当時の彼らは、まさか精神病理学（精神症候学）が今日のような圧倒的な劣勢に立たされるとは夢にも思わなかっただろう。セントルイス学派は伝統的精神医学の思想を支持していたわけではないものの、マイノリティが今日の精神医学の一つの起点となったことは紛れもない事実である。そう考えると、聖マリアンナ医大に私が赴任することは、もしかすると「新たな時代の始まり」につながる可能性があるのではないかとも思っている。

精神医学は今やＤＳＭ－５とＲＤｏＣとのダブルスタンダードの時代に突入し、本書の冒頭で述べた生物学的精神医学（脳科学）と純粋精神医学という二つの潮流への分岐のプロセスはすでに始まっている。まさに混乱と迷走の時代を迎えているのである。現代精神医学のリーダーはいうまでもなく米国であるが、繰り返し述べてきたように、米国精神医学の歴史は、了解概念の枠外で発展してきたものである。精神医学における混乱は米国でも気づかれているはずだが、彼らはどうしたらよいのか、どう軌道修正すべきなのかがわからないのかもしれない。もしかすると精神医学の軌道修正に最も近い位置にいるのは、伝統的精神医学の土壌がかろうじて残されている、日本の精神医学なのかもしれない。

私は「精神医学における疾患とは」というタイトルの講演をこの一〇年あまり繰り返してきた。本書の前半がそれに当たるものである。私自身は、これを精神医学の草の根と位置づけて紹介し続けてきた。全国各地で講演するにあたり、大学関係者から一般開業医、あるいは臨床心理士やケースワーカーからも意見をいただいた。そのほとんどが、「たしかにその通りだと思う」という賛同の声である。純粋精神医学の思想は、新奇なものではない。臨床に携わっている者がごく直感的に把握していることに、まさにフィットするものである。本書が臨床の現場や教育に役立つことを切に願う。

二〇一九年八月　古茶大樹

（50） Rasch, W.: *Forensische Psychiatrie. 2 Auflage.* Kohlhammer, 1999.
（51） Robins, E., Guze, S.B.: Establishment of diagnostic validity in psychiatric illness: Its application to schizophrenia. *Am J Psychiatry* 126(7): 983-987, 1970.
（52） Saß, H.: Affektdelikte. *Nervenarzt* 54: 557-572, 1983.
（53） Schneider, K.: *Über den Wahn. 1. Auflage.* Springer, 1952.（平井静也，鹿子木敏範訳「妄想について」『シュナイダー今日の精神医学：3つの小論』pp. 31-72，文光堂，1957）
（54） Schneider, K.: *Klinische Psychopathologie. Mit einem aktualisierten und erweiterten Kommentar von Huber G und Gross G. 15. Auflage.* Georg Thieme, 2007.（針間博彦訳『新版 臨床精神病理学』文光堂，2007）
（55） 清水光恵「本邦におけるメランコリー親和型をめぐる学説の変遷：日本文化論との結びつきから」『精神医学史研究』16(1): 69-81, 2012.
（56） 新福尚武『仮面デプレッション』日本メルク万有，1969.
（57） Sommer, M.: Zur Kenntnis der Spätkatatonie. *Zeitschr Neurol Psychiat* 1: 523-555, 1910.
（58） Spitzer, R.L., Endicott, J., Robins, E.: *Research Diagnostic Criteria (RDC) for a selected group of functional disorders. Third edition.* New York State Psychiatric Institute, 1978.
（59） Sullivan, H.S.: The modified psychoanalytic treatment of schizophrenia. *Am J Psychiat* 7: 759-782, 1931.
（60） 樽味伸「現代社会が生むディスチミア親和型」『臨床精神医学』34(5): 687-694, 2005.
（61） Tellenbach, H.: *Melancholie: Problemgeschichte Endogenität Typologie Pathogenese Klinik. Vierte, Erweiterte Auflage.* Springer, 1983.（木村敏訳『メランコリー 改訂増補版』みすず書房，1985）
（62） Weber, M.: Die "Objektivität" sozialwissenshaftlicher und sozialpolitischer Erkenntnis. *Archiv für Sozialwissenshaft und Sozialpolitik* 19: 22-87, 1904.（富永祐治，立野保男訳『社会科学と社会政策にかかわる認識の「客観性」』岩波文庫，1998）
（63） Westen, D.: Prototype diagnosis of psychiatric syndrome. *World Psychiatry* 11(1): 16-21, 2012.
（64） Wiek, H.: Zur Analyse der Symptomgenese bei körperlich begründboren Psychosen. In: Schneider, K., Kranz, H. (hrsg.): *Psychopathologie heute.* Thieme, 1962.
（65） Woodruff, R.A., Goodwin, D.W., Guze, S.B.: *Psychiatric diagnosis.* Oxford University Press, 1974.
（66） World Health Organization: *The ICD-10 classification of mental and behavioural disorders.* World Health Organization, 1992.
（67） Zilboorg, G.: Ambulatory schizophrenia. *Psychiatry* 4: 149-155, 1941.

ついて」『臨床精神病理』31(1): 7-17, 2010.
(34) 古茶大樹，針間博彦，三村將「試論 現代精神医学のジレンマ」『精神医学』54(3): 325-332, 2012.
(35) Kranz, H.: Depressiver Autismus. In: Hippius-Selbach (hrsg.): *Das depressive Syndrom*. Urban & Schwarzenberg, 1969.
(36) Kraepelin, E.: *Psychiatrie: Ein Lehrbuch für Studierende und Ärzte. Achte Auflage.* Verlag von Johann Ambrosius Barth, 1913. (西丸四方，西丸甫夫訳『精神分裂病（精神医学 1)』みすず書房)
(37) Kretschmer, E.: *Der Sensitive Beziehungswahn: Ein Beitrag zur Paranoiafrage und zur Psychiatrischen Charakterlehre*. Julius Springer, 1927. (切替辰哉訳『新敏感関係妄想』星和書店，1979)
(38) Kretschmer, E.: *Medizinische Psychologie. Zehnte, verbesserte und vermehrte Auflage*. Georg Thieme Verlag, 1950. (西丸四方，高橋義夫訳『医学的心理学』みすず書房，1955)
(39) Kupfer, D., First, M.B., Regier, D.: *A research agenda for DSM-V*. APA Publishing, 2002. (黒木俊秀，松尾信一郎，中井久夫訳『DSM-V 研究行動計画』みすず書房，2008)
(40) Liebermann, J.A.: *Shrinks: The untold story of psychiatry*. Little, Brown and Company, 2015. (宮本聖也監訳『シュリンクス：誰も語らなかった精神医学の真実』金剛出版，2018)
(41) Meyer, A.: The dynamic interpretation of dementia praecox. *Am J Psychiatry* 21 (3): 385-403, 1910.
(42) Nedopil, N., Müller, J.L.: *Forensiche Psychiatrie. 4 Auflage*. Georg Thieme Verlag, 2012.
(43) Nietzsche, F.: *Zur Genealogie der Moral*. Verlag von CG Naumann, 1887. (木場深定訳『道徳の系譜』岩波文庫，1964)
(44) North, C.S., Yutzy, S.H.: *Goodwin and Guze's psychiatric diagnosis. 7th Edition*. Oxford University Press, 2019.
(45) 大森荘蔵『知の構築とその呪縛』ちくま学芸文庫，1994.
(46) Paris, J.: *Fads and fallacies in psychiatry*. RCPsych Publications, 2013.
(47) Payer, L.: *Disease-mongers: How doctors, drug companies, and insurers are making you feel sick*. Wiley, 1992.
(48) Peters, C.P.: Concepts of schizophrenia after Kraepelin and Bleuler. In: Howells, J.G.(ed.): *The concept of schizophrenia: Historical perspectives*. pp. 93-107. American Psychiatric Press, 1991.
(49) Peters, U.H.: *Lexikon Psychiatrie, Psychotherapie, Medizinische Psychologie. 6 Auflage*. Urban & Fischer, 2007.

(15) Hoch, P.H., Polatin, P.: Pseudoneurotic forms of schizophrenia. *Psychiatry Q* 23(2): 248-276, 1949.
(16) Hoenig, J.: Jaspers's view on schizophrenia. Howells, J.G.(ed.): *The concept of schizophrenia: Historical perspectives.* pp. 75-92. American Psychiatric Press, 1991.
(17) Hoenig, J.: Schizophrenia. Clinical section. In: Berrios, G., Porter, R.(eds.): *A history of clinical psychiatry: The origin and history of psychiatric disorders.* pp. 336-348. New York University Press, 1995.
(18) Horwitz, A.V., Wakefield, J.C.: *The loss of sadness: How psychiatry transformed normal sorrow into depressive disorder.* Oxford University Press, 2007.（伊藤和子訳『それは「うつ」ではない』阪急コミュニケーションズ, 2011）
(19) Huber, G.: Reine Defektsyndrome und Basisstadien endogener Psychosen. *Fortschr Neurol Psychiatr* 34: 409-426, 1966.
(20) Insel, T.R.: Transforming diagnosis. National Institute of Mental Health, 2013. [https://www.nimh.nih.gov/about/directors/thomas-insel/blog/2013/transforming-diagnosis.shtml]
(21) Insel, T., Cuthbert, B., Garvey, M. et al.: Research Domain Criteria (RDoC): Toward a new classification framework for research on mental disorders. *Am J Psychiatry* 167(7): 748-751, 2010.
(22) Jaspers, K.: *Allgemeine Psychiatrie: Für Studierende, Ärzte und Psychologien.* Springer, 1913.（西丸四方訳『精神病理学原論』みすず書房, 1971）
(23) 笠原嘉, 木村敏「うつ状態の臨床的分類に関する研究」『精神神経学雑誌』70(10): 715-735, 1975.
(24) Kasanin, J.: The acute schizoaffective psychoses. *Am J Psychiatry* 13: 97-123, 1933.
(25) 鹿島晴雄「"こころ" と "脳" は重ね描き」『臨床精神医学』40(12): 1625-1628, 2011.
(26) Kendell, R., Jablensky, A.: Distinguishing between the validity and utility of psychiatric diagnoses. *Am J Psychiatry* 160(1): 4-12, 2003.
(27) 古茶大樹「遅発緊張病について：自験例に基づく症状, 経過, 下位群, 治療の臨床精神病理学的検討」『精神神経学雑誌』100(1): 24-50, 1998.
(28) 古茶大樹「操作的診断基準と精神鑑定」『精神神経学雑誌』115(10): 1057-1063, 2013.
(29) 古茶大樹「精神医学における理念型の役割」『こころと文化』15(2): 144-150, 2016.
(30) 古茶大樹「精神病理学と精神療法：臨床精神病理学的な精神療法」『臨床精神病理』37(2): 161-168, 2016.
(31) 古茶大樹, 古野毅彦「退行期メランコリーについて」『精神神経学雑誌』111(4): 373-387, 2009.
(32) 古茶大樹, 濱田秀伯, 佐藤忠彦他「遅発緊張病の 1 例」『精神医学』38(2): 141-147, 1996.
(33) 古茶大樹, 針間博彦「病の『種』と『類型』, 『階層原則』：精神障害の分類の原則に

参考文献

(1) American Psychiatric Association: *Diagnostic and statistical manual of mental disorders. Third edition.* American Psychiatric Association, 1980.

(2) American Psychiatric Association: *Diagnostic and statistical manual of mental disorders. Fourth edition, Text Revision.* American Psychiatric Association, 2000.

(3) American Psychiatric Association: *Diagnostic and statistical manual of mental disorders. Fifth edition.* American Psychiatric Publishing, 2013.

(4) American Psychiatric Association: DSM-5 Development. B08 Schizophrenia. [http://www.dsm5.org/ProposedRevision/Pages/SchizophreniaSpectrumandOtherPsychoticDisorders.aspx]

(5) Andreasen, N.C.: DSM and the death of phenomenology in America: An example of unintended consequences. *Schizophr Bull* 33(1): 108–112, 2007.

(6) Blankenburg, W.: *Der Verlust der natürlichen Selbstverständlichkeit: Ein Beitrag zur Psychopathologie symptomarmer Schizophrenien.* Ferdinand Enke Verlag, 1971.（木村敏訳『自明性の喪失』みすず書房，1978）

(7) Bleuler, E.: Dementia praecox oder Gruppe der Schizophrenien. In: Aschaffenburg, G. (hrsg.): *Handbuch der Psychiatrie Spezieller Teil 4 Abteilung. 1 Hafte.* Franz Deuticke, 1911.（飯田眞，下坂幸三，保崎秀夫他訳『早発性痴呆または精神分裂病群』医学書院，1974）

(8) Bleuler, M.: *Endokrinologische Psychiatrie.* Thieme, 1954.

(9) Bonhoeffer, K.: *Die symptomatischen Psychosen: im Gefolge von akuten Infektionen und inneren Erkrankungen.* Franz Deuticke, 1910.

(10) Brown, G.W., Birley, J.L.T., Wing, J.K.: Influence of family life on the course of schizophrenic disorders. *Br J Psychiatry* 121(562): 241–258, 1972.

(11) Conrad, K.: *Die beginnende Schizophrenie: Versuch einer Gestaltanalyse des Wahns.* Georg Thieme Verlag, 1958.（山口直彦，安克昌，中井久夫訳『分裂病のはじまり』岩崎学術出版社，1994）

(12) Feighner, J.P., Robins, E., Guze, S.B. et al.: Diagnostic criteria for use in psychiatric research. *Arch Gen Psychiatry* 26(1): 57–63, 1972.

(13) Frances, A.: *Saving normal: An insider's revolt against out-of-control psychiatric diagnosis, DSM-5, Big Pharma, and the medicalization of ordinary life.* William Morrow, 2013.（大野裕監訳『〈正常〉を救え』講談社，2013）

(14) Frank, J.D., Frank, J.B.: *Persuasion and healing: A comparative study of psychotherapy. Third edition.* Johns Hopkins University, 1991.

た・な行

は行

ま・や・ら行

索　引

A to Z

あ行

か行

さ行

初出一覧

本書は既発表の以下の論文等を適宜参照または部分的に使用しながら執筆された。

- 「良き臨床精神科医になるための精神医学の学び方」『総合病院精神医学』16(2): 189-194, 2004.
- 「心因反応と犯罪」山内俊雄，山上皓，中谷陽二編『犯罪と犯罪者の精神医学（司法精神医学 3)』pp. 267-275, 中山書店，2006.
- 「刑事責任能力鑑定について：精神科医の立場から」『法と精神医療』24: 63-78, 2009.
- 「病の『種』と『類型』，『階層原則』：精神障害の分類の原則について」『臨床精神病理』31(1): 7-17, 2010.（針間博彦との共著）
- 「うつ病と退行期メランコリー」神庭重信，内海健編『「うつ」の構造』pp. 99-122，弘文堂，2011.
- 「試論 現代精神医学のジレンマ」『精神医学』54(3): 325-332, 2012.（針間博彦，三村將との共著）
- 「歴史と概念の変遷」日本統合失調症学会監修『統合失調症』pp. 69-79，医学書院，2013.
- 「操作的診断基準と精神鑑定」『精神神経学雑誌』115(10): 1057-1063, 2013.
- 「臨床精神病理学的視点から見たうつ病の診断学」張賢徳，田島治編『うつ病診療の論理と倫理（POWERMOOK 精神医学の基盤 2)』pp. 78-87，学樹書院，2015.
- 「精神医学における理念型の役割」『こころと文化』15(2): 144-150, 2016.
- 「精神病理学と精神療法：臨床精神病理学的な精神療法」『臨床精神病理』37(2): 161-168, 2016.
- 「純粋精神医学の旗手を目指す」『精神医学』58(5): 362-363, 2016.
- 「伝統的精神医学と DSM：共通点，違い，診断，長所と短所」『精神神経学雑誌』119(11): 837-844, 2017.
- 「『うつ病』流行の背景について」『臨床精神薬理』21(3): 291-301, 2018.

●**著者紹介**

古茶大樹（こちゃ・ひろき）

1960年生まれ。慶応義塾大学医学部卒業。医学博士。慶応義塾大学精神神経科専任講師を経て、現在、聖マリアンナ医科大学神経精神科教授。専門は精神病理学、老年精神医学、司法精神医学、精神医学史。著書に『妄想の臨床』（共編、新興医学出版社）、『老年期うつ病ハンドブック』（共編、診断と治療社）、『メランコリー：人生後半期の妄想性障害』（共編、弘文堂）などがある。

臨床精神病《りんしょうせいしんびょう》理《り》学《がく》
精神《せいしん》医《い》学《がく》における疾患《しっかん》と診断《しんだん》

2019年10月15日　第1版第1刷発行
2023年10月20日　第1版第3刷発行

著　者――古茶大樹
発行所――株式会社　日本評論社
　　　　〒170-8474　東京都豊島区南大塚3-12-4
　　　　電話　03-3987-8598（編集）-8621（販売）
　　　　振替　00100-3-16
印刷所――平文社
製本所――松岳社
装　幀――桂川　潤

ISBN 978-4-535-98473-8　　　Printed in Japan